secession

secession

Jérôme Ferrari

Ein Gott ein Tier

Roman

EIN GOTT EIN TIER

JÉRÔME FERRARI ROMAN

AUS DEM FRANZÖSISCHEN ÜBERSETZT
VON CHRISTIAN RUZICSKA

Die Originalausgabe erschien unter dem Titel
»Un dieu un animal«.

Erste Auflage

Übersetzung: Christian Ruzicska
Lektorat: Alexander Weidel
Korrektorat: Dr. Peter Natter
www.secession-verlag.com

Gestaltung und Satz:
Erik Spiekermann, Berlin
Herstellung:
Renate Stefan, Berlin
Druck und buchbinderische Verarbeitung:
Friedrich Pustet, Regensburg
Papier Innenteil:
100g Fly 05
Papier Vor- und Nachsatz:
115g Fly 05
Papier Überzug:
Iris Leinen 101/826 schwarz von Kaliko
Gesetzt aus FF Meta

Printed in Germany
ISBN 978-3-906910-02-4

FÜR RYAD GIROD

Kein Fernsein für mich nach Deinem
    Fernsein
Seit mir die Gewissheit war, dass nah
    Und fern eins sind
Denn selbst in der Verlassenheit begleitet
    Mich Die Verlassenheit
Und wie könnte es Verlassenheit geben
    Wo doch die Liebe existieren lässt?
Lob sei Dir! Du führst in vollendeter
    Reinheit
Einen reinen Verehrer, der sich tief verneigt
    Nur für Dich

HUSSEIN IBN MANSŪR AL-HALLĀDSCH

Gewiss, die Dinge enden schlecht, und doch, du wärest fortgegangen und du wärest, sobald die Umarmung der Welt zu drückend geworden wäre, zurückgekehrt zu dir nach Hause. Aber so ist es eben nicht gelaufen, denn die Dinge enden auf ihre rätselhafte und grausame Weise schlecht und lassen sämtliche Illusionen der Hellsichtigkeit an sich zerschellen. Du bist fortgegangen, die Welt hat dich nicht umarmt, und als du zurückkehrtest, da war dies nicht mehr dein Zuhause. Da waren deine Eltern, dein Haus und dein Dorf, und auf wundersame Weise war es nicht mehr dein Zuhause. Deine Mutter küsste dich mit ihrer schweigsamen Liebe, dann auch dein Vater, und du erkanntest ihren Geruch wieder, den Geruch, der deinen Großeltern eigen war, all deinen gesichtslosen Vorfahren, und von dem du so sehr befürchtet hast, er würde eines Tages auch der deine werden, dieser feuchte und süßliche Geruch nach *Savon de Marseille*, nach Holzkohlenfeuer, nach kaltem Schweiß, nach Eau de Cologne und müdem Fleisch, den selbst die täglichen Duschen und Waschungen mit Rosshaarschwämmen nicht mehr zu mildern imstande waren, und der seit so geraumer Zeit das ganze Haus durchdrang, der Geruch des Alters und des Todes, nach all dem, dessen Würfel bereits gefallen waren. Aber er machte dir keine Angst mehr, da es nicht mehr dein Zuhause war. Und an dem Tag, da deine Stunde schlagen sollte, würde er, nachdem er um dich herumgeschlichen wäre, schließlich von allein erlöschen, denn er würde dich nicht wiedererkannt und niemanden gefunden haben, um das Gesetz seiner Übertragung zu erfüllen. Als deine Mutter dich fragte, wie es dir gehe, und dabei deinen verletzten Arm streichelte, da hast du sanft ihre Hand beiseitegeschoben und konntest sie nach so langer Zeit zum ersten Mal an dich drücken und sie beruhigen und ihr Haar riechen, ohne vor Ekel zu erschaudern, als wäre sie nicht länger deine Mutter, sondern schlicht und einfach eine alte, fremde Frau, die dein Mitgefühl verdiente. Nun gehst du durchs Dorf und erinnerst dich, wie ungeheuer verzweifelt du darüber warst, es sich selbst so ähnlich vorgefunden zu haben, als du das letzte Mal zurückgekehrt warst, und auch jetzt ist es sich selbst noch immer so erstaunlich ähnlich – aber es ist nicht mehr dein Zuhause. Du kommst am Haus von Jean-Do vorbei, und Jean-Dos Vater ist trotz der Kälte auf der Veranda, er raucht, er schaut, über das neblige Tal hinweg, der Sonne zu, wie sie über dem Meer versinkt, und er wendet seinen Kopf nicht zu dir um, du denkst, er habe dich nicht gesehen, und du trittst ganz nah an ihn heran und rufst vorsichtig Monsieur Peretti, Monsieur Peretti, aber er wendet seinen Kopf nicht um, und er sagt, während er starr nach vorn blickt, ich nehme es dir nicht übel, ich wünsche dir nichts Böses, mein Sohn hat stets nach seinem eigenen Kopf gehandelt, das war schon so, als er noch ganz klein war, daran ist niemand schuld, aber nun denke ich doch lieber, dass mit ihm auch du tot bist, das solltest du wissen, und von daher rede ich jetzt zu dir, aber von nun an werde ich nicht mehr mit dir reden und ich will nichts mehr von dir hören und ich will dich nicht mehr sehen. Um seinen Wunsch zu achten, entfernst du dich geräuschlos, wie ein Toter sich entfernen würde, und gehst in der Abenddämmerung weiter deines Weges. Du hörst das Gebimmel eines Glöckchens, das sich nähert, und ein Jagdhund richtet seine großen, furchtsamen Augen auf dich und wedelt mit dem Schwanz und krümmt sein Rückgrat, als er auf dich trifft. Du gehst eine geraume Zeit lang, ohne jemandem zu begegnen. Du setzt dich auf ein Mäuerchen. Es ist Nacht. Du betrachtest die klobigen Häuser, die verschlossenen Fensterläden vor den eisigen Zimmern, die wenigen, in freudlosen Fenstern entzündeten Lichter. Das Gebimmel erklingt wieder schüchtern in der Nacht, und der Hund erscheint ein weiteres Mal. Er umkreist dich einen Moment, während er misstrauisch die Augen zusammenkneift, und dann nähert er sich dir zitternd, aus Angst, geschlagen zu werden. Als du ihn streichelst, stößt er ein spitzes Heulen aus und legt sich vor dir auf den Boden und leckt dir die Hand.

Lang ist es her, entsinne dich, da hattest du dich, als dies noch dein Zuhause war, darüber beschwert, dass das Dorf eine Wüste sei. Aber da hast du dich geirrt. Eine Wüste, das ist es mitnichten. Du weißt, es gab einmal eine Zeit, da die Menschen in die Wüste gingen, um Gott zu suchen. Sie aßen bittere Wurzeln, die sie Durst leiden ließen im Gegenzug für lächerliche Visionen, und sie sprachen vor den Sanddünen und versuchten die Skorpione zu zähmen und weinten aus Einsamkeit, denn kein einziger Dämon war gekommen, sie in Versuchung zu führen, um ihre Liebe und ihren unnützen Glauben auf die Probe zu stellen, und sie fanden

Gott nicht, sie fanden nichts als den klaffenden Raum ihrer Seele, und Gott war der klaffende Raum ihrer Seele. Mag sein, ich war einer von ihnen, ich erinnere mich dessen nicht mehr, aber ich weiß, was das ist, eine Wüste, und dies ist es mitnichten, Stille und Langweile genügen nicht. Niemand käme auf diesen Friedhof, um Gott zu suchen. Und eines Tages hast du es begriffen. Du befandest dich, von der Hitze niedergedrückt, verschwitzt unter deiner kugelsicheren Weste, am Eingang der Grünen Zone, am *checkpoint*, gemeinsam mit Jean-Do und dem Serben, einige Wochen, bevor der Wagen eurer Marter dann explodieren sollte, vielleicht sogar an genau jenem Ort, an dem Ibn Mansūr al-Hallādsch, außer sich vor Liebe an seinem Kreuz, der Hände und Füße beraubt, Gott schließlich gefunden hatte. Aber du interessiertest dich nicht für das einst vergossene Blut der Märtyrer. Du hast auf die Kinder gewartet. Sie kamen seit einigen Tagen, sie schauten euch an, sie feuerten kleine Kiesel auf euch ab und Beleidigungen in arabischer Sprache, die sie auflachen ließen. Am Vortag hattest du dich mit Kaugummi ausgestattet. Als die Kinder kamen, hast du es ihnen gezeigt. Du hast einen Moment lang abgewartet und ihnen dann bedeutet, näherzukommen. Anfangs rührten sie sich nicht, schließlich aber näherte sich einer der beiden. Es war ein kleiner lockenköpfiger Junge, zartgliedrig und voller Anmut, mit klaren Augen. Er war vielleicht acht oder neun Jahre alt. Du hast ihm ein Kaugummi hingehalten, und er hat es in den Mund gesteckt und angefangen zu kauen. Du hast ihn nach seinem Namen gefragt, mehrmals hintereinander wiederholtest du *Ismak? Ismak?*, und er kaute lachend sein Kaugummi. Du hast ihm ein zweites hingehalten, und dann ein drittes, und dann kam der Mann. Er versetzte dem Jungen eine Ohrfeige und zwang ihn, seinen Mund zu öffnen und das Kaugummi auszuspucken, die beiden anderen warf er auf den Boden. Er zwang das Kind, ihn anzusehen, und er brüllte und gab ihm eine weitere Ohrfeige. Du dachtest, es sei sein Vater, und dass es besser wäre, nichts zu sagen, da zuzusehen, wie du die Verteidigung seines Sohns übernimmst, ihn vielleicht noch stärker hätte erregen können. Jean-Do tat einen Schritt nach vorn, aber du sagtest zu ihm, bleib, wo du ist, halt dein Maul, halt endlich einmal dein beschissenes Maul. Der Mann packte den kleinen Jungen am Kragen und entfernte sich vom *checkpoint*, wobei er ihn zwang, vor ihm herzugehen, und er stieß ihn, und der kleine Junge machte einen Satz nach vorn und hätte beinahe das Gleichgewicht verloren, und der Mann stieß ihn noch heftiger, der kleine Junge strauchelte und warf seine Arme in die Luft, aber er blieb aufrecht, und der Mann stieß ihn ein letztes Mal, und der kleine Junge fiel flach auf den staubigen Gehweg. Er war so leicht, dass sein Sturz nicht den geringsten Lärm erzeugte. Der Mann sah ihn einen Augenblick lang an, und in diesem Moment, dessen bist du dir sicher, hatte er nicht die geringste Vorstellung von dem, was er im Folgenden tun würde, nicht die geringste, aber er sah die Beine, die über die Bordsteinkante ragten, und es war, als ob du es in seinem eigenen Geiste vorausgeahnt hättest, erinnere dich, als ob du, ohne auch nur etwas dagegen tun zu können, die Zeit gehabt hättest, zu sehen, wie seine Vorstellungen aufkeimten, gediehen und in Handlung umschlugen, noch bevor er sich selbst darüber gewahr wurde, auch nur daran gedacht zu haben, und du wärest bereit zu schwören, dass du deine Waffe bereits auf ihn gerichtet hattest, als er mit einem harten Tritt, in den er sein ganzes Gewicht legte, seinen Absatz auf das kleine Bein niederfahren ließ, und du das Knacken des Knochens hörtest und das Aufschreien des Kindes. Der Mann heftete seine Augen auf dein ausgerichtetes Gewehr und sah dir mit dem schrecklichen Blick der Wahrheit ins Gesicht und hob seinen Absatz ein weiteres Mal in die Höhe und zerschmetterte das andere Bein. Jean-Do schrie, bring mir diesen Dreck um, dieses Arschloch, bring ihn um, und der Serbe schrie, bau keinen Scheiß, schieß nicht, bau keinen Scheiß, und du standest da, starr, in den Bann gezogen vom Blick dieses Mannes, und du wusstest, dass du nicht schießen würdest. Er forderte dich nicht heraus, er hatte keine Angst vor dem Tod, er hatte keine Angst vor dir. Er war so vollkommen erfüllt von Hass und von Liebe, dass in ihm kein Platz mehr war für irgendetwas anderes, und er sah dich an aus einer verlorenen Welt jenseits von Strafe und Urteil, in der dein Wunsch, ihn zu ahnden, ihn niemals hätte erreichen können. Er sah dich nicht lange an, er hockte sich zu dem Kind, als hätte es dich und dein Gewehr niemals gegeben, er streichelte ihm das Haar und schloss es in seine Arme, er drückte ihm einen Kuss auf die Stirn und brachte es weit von dir weg und flüsterte ihm vielleicht trostvolle Worte ins Ohr.

Am Abend in der Hotelbar sagtest du zu Conti, den du, gleichwohl ihr inzwischen einer Armee ohne Grade und Flagge dientet, noch immer nur als *Mon Adjudant* ansprechen konntest, eine grauenvolle Niederlage, wir werden uns niedermetzeln lassen, da ist einfach nichts zu machen. Er ließ eine Flasche Whisky bringen und ein einziges Glas, er gab dir zu trinken und sagte, einige denken, sie seien des Geldes wegen hergekommen, andere dürften jeden Tag nach dem Grund forschen, warum sie hier sind, du und ich aber, wir kennen die Wahrheit von Anfang an, wir haben es nicht nötig, uns Schwachsinnigkeiten zu erzählen, wir lügen nicht, wir sind des Krieges wegen hergekommen, der einzig gültige Grund, der Krieg, diese Geschichten von Niederlagen und von Siegen interessieren uns nicht, überlass das den Arabern, überlass das den Amerikanern, du bist mehr wert als das, und du hast zugestimmt, aber du hast dir gesagt, dass er anfängt dich zu nerven mit seiner Naziphilosophie. Du hattest Angst, ihn schließlich aus denselben Gründen zu verachten, die ihn in deinen Augen stets haben bewundernswert erscheinen lassen, und du wusstest nicht, dass du dazu keine Zeit haben solltest. Du hast zugestimmt und du hast nichts gesagt, du hast nicht etwa gesagt, Sie auch, Sie lügen auch, *Mon Adjudant*, Sie interessieren sich für die Niederlage weitaus mehr als die Araber und die Amerikaner, die Niederlage fasziniert Sie, deshalb lieben Sie den Krieg, und den Sieg finden Sie vulgär, das ist Ihre Art Noblesse, Sie haben stets bedauert, zu spät geboren zu sein, um in Dien Bien Phu mitgemacht haben zu können, oder um sich bei den Thermopylen niedergemetzelt haben zu lassen, oder dass irgendein englischer Haudegen Ihren Ritterhelm mit der Spitze seiner Pike hochgeschoben haben würde und Sie auf dem Schlachtfeld von Azincourt geblutet hätten wie ein Schwein, und jetzt sind Sie glücklich darüber, hier zu sein, Sie sind glücklich, dass die Geschichte Ihnen endlich die Gelegenheit bietet, die Schlappe einzustecken, von der Sie schon immer geträumt haben, du bist still geblieben und hast weiterhin allem zugestimmt, was er von sich gab, bis er dich schließlich mit der Flasche Whisky allein zurückgelassen hat. Bevor die Trunkenheit deine Sehnsüchte verunstalten sollte, schien es dir, als würde dir nichts mehr Freude bereiten, als dieses Dorf wiederzusehen, das du so häufig hattest fliehen wollen. Du wolltest zu deinem Zuhause zurückkehren und etwas finden, das du zu diesem Zeitpunkt vielleicht schon verloren hattest, und zwar für immer. Und du hast weitergetrunken, und die Dinge wurden plötzlich furchtbar klar, du hast den schwindelerregenden Ausschlag der aufkommenden Niederlage ermessen wie auch deine Machtlosigkeit, und du hast dir gesagt, wenn du ein Geringstes an Mut und Mitgefühl zeigen würdest, dann müsstest du tatsächlich zu dir nach Hause zurückkehren, ohne Lärm zu machen, wenn alle Welt schläft, und eine Kugel in den Nacken deiner Mutter bringen, und eine Kugel in den Nacken deines Vaters, und von Haus zu Haus ziehen, und dich bewaffnen mit Mut und mit Liebe, um die Alten zu töten, und in ihren Wiegen die Säuglinge zu erwürgen, und deren Eltern in der molligen Wärme des ehelichen Bettes, und sämtliche Kinder, eines um das andere, und um die schlagenden Herzen der jungen Mädchen mit ihren dümmlichen Träumen zu durchbohren. Und du konntest dir dich selbst vorstellen, aufrecht stehend, Prophet und Erlöser, die Arme weit ausgestreckt in die Nacht hinein, blutüberströmt inmitten der Häuser, die du zu Särgen verwandelt hast, in Erwartung der Sonne, dass sie dein Werk bestrahle und strahle, um dir zu danken dafür, dass du deinem Dorf endlich ermöglicht hast, seine Bestimmung als Friedhof zu erfüllen. Aber du besitzt weder Mut mehr noch Mitgefühl. Du hast die Welt dem Kummer ihres langsamen Todes überlassen. Die Sonne strahlt nicht, und du bist allein in der Winternacht auf diesem Friedhof, den du lange Zeit für eine Wüste gehalten hast, mit einem Hund zu deinen Füßen, der dir folgt, wenn du dich erhebst, um heimzugehen zum Schlafen.

All die unabänderlichen Gespenster deiner Vergangenheit sind anwesend, wie sie stets anwesend waren, aber erst jetzt, da sie dir entrissen sind, kannst du sie alle sehen und sie alle wiedererkennen. Kinder warten in einem eisigen Nebel auf den Schulbus, und du bist mitten unter ihnen. In der Sakristei ist eben der Katechismusunterricht zu Ende gegangen, und der Priester bittet euch, eurem Nachbarn ein Wort des Friedens ins Ohr zu flüstern, bevor ihr auseinanderstrebt, und einem jeden murmelst du voller tiefem Ernst zu, gehe hin in Frieden, Gott segne dich, und Jean-Do neigt sich dir in der andächtigen Weise eines Cherubs zu und sagt, schwule Sau, und du lachst laut auf, du lässt dich ausschelten, und der Priester sagt zu dir, dass du am kommenden Sonntag nicht bei der Messe dienen wirst. Später dann raucht ihr beide eine Zigarette, hoch oben auf dem Glockenturm, ihr schaut auf den Golf hinab und stellt euch vor, was ihr machen werdet, wenn ihr groß und fortgezogen sein werdet. Früher war es schmerzhaft, an all dies zu denken. Heute ist das Dorf übersät mit den Bruchstücken der Kindheit eines anderen. Unter den riesigen Bögen des Springbrunnens herrscht auf ewig der Monat August, und du bist noch immer im Begriff, Magali Bielinski zu küssen und deine Hand an ihrem Schenkel hochgleiten zu lassen. Sie hatte bislang alle Sommer mit ihren Eltern im Dorf verbracht, im Haus der Familie ihrer Mutter. Als ihr klein wart, hast du sie gehasst. Eines Tages, sie mochte fünf oder sechs Jahre alt gewesen sein, hatte ihre Mutter ihr eine Handtasche gekauft, bestickt mit rosa Perlen, die sie voller Stolz trug. Du hattest sie ihr weggerissen und in die Brombeeren geworfen. Du erinnerst dich gut daran, wie zufrieden du gewesen bist, sie weinen zu sehen, und auch an die denkwürdige Abreibung, die dein Vater dir verpasst hat. Jean-Do warf ihr sorgfältig verkohlte Eidechsen ins Gesicht, um sie zum Heulen zu bringen. In diesem Jahr nun war sie vierzehn und du warst es auch, und kindliche Grausamkeit und gefolterte Tiere gehörten der Vergangenheit an. Jeden Tag habt ihr euch eine Stunde lang unter den Bögen des Springbrunnens geküsst, wenn sie vom Strand zurückkam. Ihr wart auf den bemoosten Granitbänken sitzen geblieben, im Kühlen, du hast sie in den Arm genommen und sie roch nach Salz und Sonne. Des Abends dann galt es, Jean-Do eine detaillierte Schilderung über die Sitzung abzuliefern und ihn fragen zu hören, aber worauf wartest du noch, ihr endlich an die Möse zu gehen?, und Gründe zu erfinden, die ihm mitleidiges Gegrinse abtrotzten, bis er dich schließlich unweigerlich für schwul erklärte. Am Vortag von Magalis Abreise hast du es gewagt. Du hast deine zitternde Hand auf ihren Schenkel gelegt und sie ganz zart nach oben geführt, und als du begriffen hast, dass sie es geschehen ließ, hast du dich verwünscht, es nicht früher gewagt zu haben. Du hast erwartet, dass deine Neugier gestillt und deine Ehre reingewaschen wäre, aber schau, manchmal geschieht es, dass die Dinge, bevor sie schlecht enden, uns mehr geben, als wir erwartet haben. Als du den Gummizug ihres Badeanzugs gelüftet hattest, hat sie dich ganz fest in ihre Arme gezogen und ihre Wange an die deine gedrückt, und dir einen zarten, kristallinen Seufzer ins Ohr gehaucht, Oh!, und sie hat dich in den Nacken geküsst, es war, als ob all deine Adern gerissen wären. Du hättest dich gern auf deine Hand konzentriert, um dich an alles erinnern zu können, aber du konntest es nicht, da waren ihr heißer und zutraulicher Atem und die wunderbare Hingabe ihrer Umarmung, da waren dein eigener Schwindel und die unerwarteten Schläge deines Herzens, das Gemurmel des kühlen Wassers, da waren derart viele wunderbare Dinge, dass du zu ihr sagtest, dass du sie liebst. Sie schmiegte sich noch fester an dich und hat dich noch einmal geküsst und gesagt, dass sie dich auch liebt. Und dann ist sie gegangen. Du bist eine Weile lang allein beim Springbrunnen geblieben. Du wusstest nicht, wie du den nächsten Sommer solltest abwarten können. Für Jean-Do hast du Obszönitäten erfinden und ihn an deiner Hand schnüffeln lassen müssen, du hast kein Sterbenswörtchen über deine lächerliche Liebeserklärung verloren, und du hast Scham verspürt und dir gesagt, dass du dafür würdest zahlen müssen. Als du einige Monate später erfahren hast, dass Magalis Eltern sich würden scheiden lassen, und sie nicht mehr kommen sollte, um den Sommer im Dorf zu verbringen, hast du nicht umhingekonnt, zu denken, dass dies eine göttliche Strafe sei. Du hast sie erst wiedergesehen, kurz bevor du zur Armee gegangen bist. Sie studierte Psychologie und war mit Freunden hergekommen. Ihr habt ein Glas miteinander getrunken, und sie erklärte dir, dass es ihr Vater gewesen sei, der stets daran festgehalten habe, die Ferien hier zu verbringen. Ihre Mutter, die habe das Dorf in ihrer Kindheit mehr als genug gesehen und vorgezogen, ihren Fuß nicht mehr hierherzusetzen. Magali war dir gegenüber sehr freundlich, aber ihr wart keine vierzehn mehr, und es war zu spät. Also hast du nichts gesagt, du hast ihr nichts darüber erzählt, wie sehr du ihre Rückkehr erhofft hattest, denn in diesem Moment hatte es keine Bedeutung mehr, du hast so viele andere Dinge erhofft, die schließlich auch nie wahr geworden sind.

Aber heute Abend, was erhoffst du dir? Der Springbrunnen ist da, du hörst das Wasser fließen, unter den Bögen umarmt dein Schatten denjenigen von Magali, und du hast den Eindruck, dass dies das Einzige sei, was dir noch eigen sein könnte. Vor dem Haus deiner Eltern angekommen, beugst du dich nieder, um den Hund zu streicheln, und du bedeutest ihm, zu verschwinden, aber er schaut dich verliebt an, wedelt mit dem Schwanz und leckt deine Schuhe. Du streichelst ihn ein letztes Mal und gehst ins Haus. Es ist elf Uhr abends. Dein Vater ist vor dem Fernseher, dessen Ton abgeschaltet wurde, eingeschlafen. Das Feuer des Kamins bestrahlt die schmutzigen Risse im Linoleum. Du legst deinem Vater die Hand auf die Schulter und sagst zu ihm, du musst jetzt schlafen gehen, und er öffnet die Augen und legt seine Hand auf die deine und lächelt, während er sagt, wie geht's, mein Sohn?, und er wiederholt, mein Sohn, und geht schlafen. Es geschieht vielleicht in dieser Nacht, dass du Schubladen öffnest und versuchst, dabei keinen Lärm zu machen, bis du schließlich einen Briefpapierblock voller vergilbter Briefe findest und einen Stift. Es geschieht vielleicht auch in der Stille einer anderen angebrochenen Nacht eines identischen Tages. Du setzt dich an den Küchentisch und schreibst zum ersten Mal, seit du die Schule beendet hast, etwas anderes als deinen Namen und das Datum. Für den Augenblick versuchst du dir nicht vorzustellen, was wohl aus Magali geworden sein mag, du wendest dich an ihr Gespenst am Springbrunnen und hoffst, sie möge es nicht im Stich gelassen haben, so wie du die Deinen, gleichgültig gegenüber ihren ewigen Irrfahrten, im Stich gelassen hast. Du hebst mehrmals an, du zerreißt Papier, und schließlich schreibst du ohne nachzudenken, ohne gegenzulesen, und faltest den Brief und steckst ihn in einen Umschlag. Du sagst dir, dass du morgen nach einer Adresse forschen wirst, an die er zu senden sei, mit ein wenig Glück die von Magali, oder die der Mutter, und dass du damit zumindest etwas vorhast für den nächsten Tag. Draußen ist der Hund noch immer da. Du legst dich hin. Es gelingt dir nicht, einzuschlafen. Es ist nicht der Krieg, der dich um den Schlaf bringt. Auch nicht die zerschmetterten Beine des kleinen Jungen, auch nicht die Autobombe, auch nicht Jean-Dos Gesicht. Nichts jagt deine Träume. Du hast den Eindruck, dass jedes Erwachen dich dem Tod entreißt. Aber du irrst dich. Du erinnerst dich nicht, aber du träumst, Nacht für Nacht, du träumst, dass du in einem dunklen Zimmer umherirrst, und niemals ist es das nämliche Zimmer, aber das kannst du nicht wissen, ist es doch stets vollkommen schwarz. Du schläfst nicht, weil du dich fragst, wie jetzt wohl das Leben derjenigen aussehen mag, die den Brief erhalten wird. Sie ist womöglich verheiratet und arbeitet in einem Krankenhaus und wird den Brief wegwerfen, oder sie hat vielleicht eine Praxis eröffnet und der Brief wird auf einem mit grünem Leder bezogenen Schreibtisch abgelegt, oder sie ist vielmehr nach Paris gefahren zur großen alljährlichen Konferenz des Personalunternehmens, für das sie als Beraterin arbeitet, und der Brief wird warten müssen, bis sie zurückkommt, verloren in einem Stapel von Werbungen, Rechnungen und Revolvingkrediten, es sei denn, sie hat ihn kurz vor ihrer Abreise erhalten, hat ihn gelesen, ohne ihn zu verstehen, und ihn auf gut Glück in die nüchterne Stofftasche gesteckt, die sie über die Schulter geworfen trägt, während sie die riesige Versammlungshalle des Luxushotels betritt, wo sämtliche Berater ihrer Firma, zusammengekommen aus ganz Frankreich, sich nun einfinden. Sie sucht nach der Gruppe ihrer Arbeitskollegen und schließt sich ihnen an, indem sie versucht, sehr aufrecht zu gehen. Sie hat soeben zehn Minuten in ihrem Zimmer verbracht, das sie mit ihrer Bereichsleiterin teilt, und sich Wasser über ihr Gesicht laufen lassen, aber sie fühlt sich noch immer trunken und müde. Der Regionalleiter schenkt ihr ein feuchtes und verständnisvolles Augenzwinkern. Es war seine Idee, den Nachmittag mit Trinken zu verbringen, und das haben dann auch alle getan, sie hatten eine Bar gefunden und Wodka-Apfel getrunken, wie die Jugendlichen, die zu sein sie nicht lassen können, trotz der Markenkostüme, dem tadellosen Schnitt der Anzüge und der Verantwortlichkeiten, sie tranken und versuchten, indem sie sich gegenseitig ermutigten, so enthusiastisch wie möglich zu sein. Im Grunde hatte niemand wirklich Lust zu trinken. Ein junger Mann, im Vormonat eingestellt, hat sogar Protest erhoben, er habe keine Lust dazu, aber der Regionalleiter antwortete ihm in drohendem Tonfall und ohne jegliche Andeutung von Ironie, dass dies die einzige Möglichkeit sei, sich dafür zu entschuldigen, diese unmöglichen kurzärmeligen Hemden zu tragen, und alle anderen lachten und taten so, als buhten sie den jungen Mann aus, und der junge Mann errötete und trank, wie alle anderen auch, und nun fällt es ihm schwer, sich aufrecht zu halten. Magali fragt ihn, ob er o.k. sei, er bejaht mit einem Nicken und lächelt schwach dabei. Es gibt eine Zeit für die Arbeit, und es gibt eine Zeit fürs Feiern. Heute ist die Zeit des Feierns und des Enthusiasmus, die Zeit der Freiheit, der Übertretung. Es gibt einen unsichtbaren Kalender, einen heiligen Kalender, der die Ordnung der Welt garantiert, und darin steht verordnet, dass während eines einzigen Tages heidnischer Liturgie alle Werte niedergestoßen werden, um deren Fortbestand zu garantieren und damit die Ordnung der Welt. Der Regionalleiter ist da, damit es niemand vergisst, er achtet darauf, er hat unaufhörlich wiederholt, Sie haben das ganze Jahr über eine hervorragende Arbeit geleistet, man muss den inneren Druck loswerden, lassen Sie sich fallen, und, du, zieh mir hier nicht so ein Gesicht, trink ein Gläschen, das ist gut für das, was du hast. Auf dem Podest nähert sich jemand dem Mikrophon und bittet die Zuhörerschaft, sich zu setzen. Das Stimmengewirr legt sich, es folgt noch ungeschicktes Zurechtrücken von Stühlen und irrwitziges Gelächter, Magali und ihre Mannschaft sind nicht die einzigen, die getrunken haben. Als Stille eingekehrt ist, kündet der Typ am Mikro an, dass die Generaldirektorin für Frankreich nun eine Rede halten werde, und es folgt frenetischer Applaus. Sie zieht die Bilanz des Jahres, vergleicht sie mit den Zielen, die man sich gesetzt hatte, und verkündet, dass diese über alle Maßen übertroffen worden seien, und sie gratuliert sich dazu, und ihre Stimme gleitet in tiefe Töne ab, als sie anhebt, obgleich sie diese gar nicht kennt, jedem einzelnen derer persönlich zu danken, die durch ihre Ergebenheit und Kompetenz, diesen Erfolg mit herbeigeführt haben, und sie zeichnet das Bild einer strahlenden Zukunft, sie spricht mit einer sich stets steigernden Ergriffenheit über Entwicklungsperspektiven und die zu führenden Kämpfe und über durchschlagende Siege, die sie, alle gemeinsam, erringen werden, und Magali sieht von ihrem Platz aus sehr klar, dass ihre Ergriffenheit nicht gemimt ist, und dass sie beinahe Tränen in den Augen hat, sie spricht mit Inbrunst und Opfergeist von der Firma, als wäre diese ein rätselhaftes, aber greifbares Wesen, das einer unwandelbaren höheren Ordnung angehört, und in diesem Sinne viel realer ist als alle in diesem Saal anwesenden menschlichen Wesen, die nichts anderes sind als das sichtbare Fleisch, unwesentlich und vergänglich, und Magali weiß, dass eben das die Wahrheit ist. Es gibt da ein Rätsel, das der Verehrung würdig ist – und das ist die Wahrheit. Alle applaudieren aus Leibeskräften. Die Ergriffenheit breitet sich aus wie ein toxisches Gas. Die Generaldirektorin hebt die Hand, um dem Beifall Einhalt zu gebieten, und verkündet mit gestärkter Stimme, dass sie nun den besten Fachberatern eines jeden Bereichs deren Trophäe überreichen werde, jenen, deren Jagd auf Köpfe die fruchtbarste war. Sie verkündet den Namen des Bereichs, dann den Namen des Fachberaters und den Namen der Stadt, in der er arbeitet, und, während der Preisträger unter Applaus aufs Podium tritt, die Höhe der Provisionen, die er der Firma eingespielt hat. Bereich Elektrizität und Klimatisierung. Magali Bielinski. Magali erhebt sich. Sie hat Angst zu torkeln. Sie hört die Stimme des Regionalleiters, die Ja, Ja, schreit, und senkt den Kopf. Sie erreicht das Podium ohne Zwischenfall, schüttelt die Hand der Direktorin und nimmt die Trophäe entgegen, eine Art Figur, die einem goldenen Blitz ähnelt, und reiht sich hinter dem Podest an die Seite der anderen Preisträger ein. Als die Zeremonie beendet ist, schließt sie sich ihrer Gruppe am Buffet an. Alle umarmen sie und gratulieren ihr. Sie fühlt sich leichter, beinahe fröhlich. Sie hebt das Champagnerglas, das man ihr gereicht hat, und sie lächelt. Die Menschen benötigen etwas Größeres als sich selbst, um leben zu können. Wenig wiegt, was diese Sache ist. Das ist ein ebenso ewiges Gesetz wie jenes, das den Lauf der Sterne regiert. Warum sich dem nicht mit Erleichterung fügen? Magali trinkt Champagner, sie empfängt froh die Glückwünsche, und sie kostet die Freude aus, sich an ihrem Platz zu fühlen in dieser Welt, die sie versteht, und die sie nicht mehr zu lieben braucht. Ein wenig abseits bricht die Bereichsleiterin in schallendes Gelächter aus, sie nimmt ein weiteres Glas Champagner und legt ihre Hand um den Arm eines Mannes, der ihr ins Ohr flüstert und ihre Hüfte berührt. Sie ist sehr errötet und ihre Augen glänzen. Sie geht auf Magali zu und sagt zu ihr mit einer vor Erregung gespannten Stimme, mein Herz, ich glaube, dass du heute Nacht das Zimmer ganz für dich allein haben wirst, wenn du verstehst, was ich meine, das ist so sicher wie das Amen in der Kirche, und sie lacht schallend, und gesellt sich zu dem Mann, der sie nicht aus den Augen gelassen hat. Sie hat sie nie zuvor mein Herz genannt. Das ist kein Fehler. Im richtigen Moment ohne Hemmungen vertraulich sein zu können, ist Zeichen einer aufgeblühten und sich ihrer Autorität gewissen Persönlichkeit.

Magali dreht sich um und findet sich einem Mann gegenüber wieder, der wie sie eine Trophäe und ein Glas Champagner hält. Er lächelt sie komplizenhaft und verlegen an. Sie hätten darüber nachdenken sollen, wo man die Trophäen abstellen kann, wir wirken ein wenig idiotisch mit diesem Ding in der Hand, was?, und Magali stimmt dem zu, es ist wahr, sie wirken ein wenig idiotisch, und sie erwidert ihm ein Lächeln. Er heißt Nicolas Rummelhart. Er arbeitet im Bereich Rohbau. Besserer Bereich als der von Magali. Projektleiter, Kontrolle über das Werk. Weitaus wichtigere Aufträge. Er scheint sich darauf nichts einzubilden. Er ist liebenswert und freundlich. Er ist ungefähr so alt wie Magali, jünger als dreißig auf jeden Fall, wie die Hälfte aller im Saal anwesenden Berater. Sie trinken gemeinsam Champagner, sie reden über die Städte, in denen sie arbeiten, die Atmosphäre ihrer jeweiligen Büros, über die Traurigkeit der Provinz, sie reden lange miteinander, ohne auch nur ein vertrauliches oder persönliches Thema anzusprechen, und Magali ist ganz verwundert darüber, sich nicht zu langweilen, die Zeit vergeht leichtbeschwingt, die Themen der Unterhaltung haben keinerlei Bedeutung, das, was zählt, ist Champagner zu trinken und die Wärme einer freundschaftlichen Begleitung zu genießen. Sie tauschen ihre Kontaktdaten aus. Es ist beinahe Mitternacht. Magali hat so gut wie nichts gegessen. Er schlägt ihr vor, ihr einen Teller zu besorgen, falls es zu dieser Stunde noch etwas geben sollte, aber sie sagt ihm, dass dies nicht nötig sei, sie habe keinen Hunger, sie hätte lieber noch ein Glas Champagner. Magali verspürt keine Müdigkeit, sie will noch etwas trinken, bevor sie schlafen geht, und er sagt, ich auch, ich würde gern noch etwas trinken, in meinem Zimmer gibt es wohl eine

Minibar, aber der Kollege, mit dem ich es teile, ist bereits schlafen gegangen, er war durch, und Magali beginnt zu lachen und sagt, ich, ich bin mit meiner Bereichsleiterin zusammen untergebracht, aber ich glaube nicht, dass sie im Zimmer schlafen wird, und ich habe eine Minibar, wenn du also willst, und er sagt, er wolle gern. Im Aufzug schweigen sie. Die Spitzen der goldenen Blitze schimmern in der Stille. Magali öffnet die Zimmertür, setz dich, stell dieses Ding in eine Ecke, ich werde sehen, was es gibt, und sie öffnet die Tür der Minibar, kein Champagner, es gibt Wodka, Whisky und Baileys, ich nehme den Baileys, wenn's dich nicht stört. Nicolas wählt den Wodka. Magali lässt sich mit einem Seufzer der Erleichterung in einen Sessel fallen, sie öffnet ihre kleine Flasche Baileys, sie schwingt sie Nicolas entgegen, als wolle sie anstoßen, und nimmt einen tiefen Schluck. Sie streckt die Beine über eine Armlehne, legt eine ihrer Fersen frei und lässt ihren Schuh auf der Fußspitze wippen. Sie schließt die Augen, seufzt, öffnet sie wieder, lächelt Nicolas an. Er schaut starr auf ihren Fuß. Sie kann die Brutalität seiner Begierde spüren. Sie hofft, dass er nicht versuchen wird, sie zu verbergen, dass er nichts sagt und sich wortlos auf sie stürzt. Sie blickt ihn an und wiederholt für sich, sag nichts, komm, und ihre hartnäckigen Zaubereien fluten das gesamte Zimmer und tränken die Atmosphäre derart stark, dass Nicolas sich erhebt und sie in seine Arme schließt. Er schiebt umgehend ihren Rock hoch und berührt sie und zieht sie aufs Bett und dringt in sie ein, ohne sich zu entkleiden. Sie fühlt sich sinnlich und überschwänglich. Er zwingt sich, tief zu atmen, um seine

Erregung zu beruhigen, er streichelt ihr zärtlich durchs Haar und küsst sie. Seine Zunge schmeckt nach Champagner und Wodka. Magali fühlt sie sich in ihrem Mund bewegen und denkt plötzlich an ein Geschwür, an eine Meeresfrucht oder einen gefräßigen Parasiten, und sie versucht vergeblich, ihre Gedanken zu kanalisieren, aber es ist zu spät: Ihre Begierde zieht sich entlang ihrer Arme und Beine zurück und verdichtet sich für einen Moment in ihrem Bauch, und nur wenige Sekunden später bleibt nichts von ihr zurück. Sie lässt sich traurig handhaben, den Geist leer, sie dreht sich folgsam um, wenn er sie darum bittet, sich umzudrehen, ihre Wange reibt sich am Kopfkissen, sie spürt die Schläge gegen ihren Hintern und gibt sich der monotonen Brandung hin, ihr Köper schwankt behäbig, ein großes, melancholisches, verlassenes, den Launen der Dämonen des Meeres ausgesetztes Schiff, von schweren Korallen bedeckt, von Algen und Muscheln, die es sich hin zu den Untiefen neigen lassen, sie ist müde und fühlt den faden Geschmack von Baileys in ihrem Mund, der sich plötzlich mit Speichel füllt, Nicolas stößt gewaltig zu, etwas löst sich in den festgezogen Haltetauen, und sie erbricht sich aufs Kopfkissen. Nicolas zieht sich aus ihr zurück, sie richtet sich mühselig auf, und bevor sie überhaupt noch die Zeit dazu hätte, klar zu denken, Nein, Nein, das kann nicht wahr sein, das bin nicht ich, nicht ich, bricht eine Welle und ein zweiter Krampf schleudert sie nach vorn, die Migräne zermalmt ihr die Schläfen, und sie erbricht sich ein weiteres Mal. Sie hat derart Kopfschmerzen, dass sie sich nicht rühren kann, ein süßlicher Alkoholgeruch brennt ihr in den Nasenlöchern, sie schließt mit aller Kraft die Augen, Nicolas' Stimme, mach dir keine Sorgen, es ist nichts, es ist nichts, lässt sie leiden, und die Dämonen des Meeres bemitleiden sie, die Abgründe des Meeres öffnen sich in ihren geheimen Höhlen und reißen sie in die Tiefe ihrer Erniedrigung.

Sie erwacht mit der Morgendämmerung. Sie verharrt einen Moment lang unschlüssig und erleichtert, und dann erinnert sie sich an alles und verbirgt ihr Gesicht in ihren Händen. Sie liegt nackt im Bett, dessen Laken entfernt wurden. Ihre Kleider liegen gefaltet über einem Sessel. Sie erhebt sich und geht ins Badezimmer. Die besudelten Laken liegen im Waschbecken. Sie greift nach ihnen und versteckt sie in den Tiefen eines Schranks. Auf dem Nachttisch findet sie ein paar Zeilen, erhole dich, ich rufe dich an, mach dir keine Sorgen. Es ist zu früh, um zu gehen. Sie streckt sich aus und versucht zu schlafen, aber ihr Herz schlägt zu heftig. Es gelingt ihr nicht, sich zu beruhigen, sie ist in Furcht und Schrecken versetzt, sie wünscht, das Vergangene wäre aufgehoben, und sie weiß, dass dies das Einzige ist, was nicht eintreten wird. Sie legt sich das Kissen auf den Kopf, zieht ihre Beine an sich, rollt sich zusammen und spannt ihre Muskeln an, bis ihr Herz explodieren möge, aber ihr Herz explodiert nicht, es schlägt, und es hindert sie daran, zu träumen, sie sei tot. Sie weiß, dass ihre Angst völlig übertrieben ist, sie weiß, dass sie morgen wieder ihre Arbeit aufnehmen wird, die Berater ihres Bereiches werden in sämtlichen Städten Frankreichs ihr Foto sehen, angebracht an den Wänden ihrer Büros, ebenso wie die Gesamtsumme ihrer Aufträge, die Bescheinigung ihres Erfolgs, Unbekannte werden sie beneiden, und es wird bald schon nichts mehr zurückbleiben von dieser Nacht. Denn alle Nächte dieser Welt sind dem Vergessen anheimgegeben. Aber ihr Herz schlägt noch immer zu heftig, ihr Mund schmeckt nach Blut, sie fühlt sich eines abscheulichen Verbrechens schuldig, das sie büßen wird, und sie kann dem nicht entfliehen. Dieser Mann hat sie in zwei Hälften aufgebrochen wie eine Tierkarkasse, eine unzüchtige Karkasse, auf einer blutigen Fleischbank vorgeführt vor ihren eigenen entsetzten Augen, es gelingt ihr nicht, sich der Gewissheit zu entledigen, je zuvor einen so hellsichtigen Blick auf ihr Leben geworfen zu haben. So heftig, dass sie mit sich ringt, alle Wege führen sie schließlich hierhin oder in ein ähnliches Zimmer. Sie dreht sich wieder auf den Rücken und zwingt sich, Arme und Beine auszustrecken und langsam zu atmen und dabei die Augen unter dem Kissen offenzuhalten. Sie sieht davon ab, sich gegen das Auffahren ihres Geistes so lange aufzulehnen, bis es Zeit ist, den Zug zu nehmen, die Wange gegen die kalte Scheibe zu pressen und der stechenden Hässlichkeit der nassfeuchten Landschaft zu entkommen, und sie sucht den Brief am Boden ihrer Tasche. Sie betrachtet erneut deine runde und unbeholfene Handschrift eines schreibunkundigen Kindes, die überfrachteten und zusammenhangslosen Sätze, in denen sich tote Vögel mit Häusern drängen, die wie Gräber sind, mit etwas Merkwürdigem, das man nicht verlieren kann, dann aber schließlich doch verliert, mit seit tausend Jahren verlorenen Kriegen, zarten Beinen, zerschmettert von der schonungslosen Unbestechlichkeit der Liebe, und mit der Kühle eines Springbrunnens im Licht eines Sommers, der nicht endet. Sie liest alles noch einmal aufmerksam durch, und denkt, dass sie es noch einmal lesen wird müssen, so häufig wie notwendig, damit die Wahrheit dessen aufleuchtet, was du hast sagen wollen, und dass sie sich schließlich an dein Gesicht erinnern werde, wie du dich nun auch an ihres erinnerst, während du das schattige Blattwerk der Olivenbäume betrachtest, wie es sich sanft in der letzten Helle des Himmels wiegt. Der Hund hat seinen Kopf auf deinen Schenkel gelegt. Du hast seinen Besitzer nicht ausfindig gemacht, und sollte er sich heute zeigen, du würdest ihm ihn nicht zurückgeben. Es ist dein Hund. Du hast ihm keinen Namen gegeben, aber das scheint ihm recht zu sein. Innerhalb weniger Wochen hat er die furchtsamen Reflexe eines lauernden Tieres abgelegt. Wenn deine Hand sich hebt, weiß er, dass sie eine Liebkosung im Sinn hat. Du hast sein Glöckchen weggeworfen. Er folgt dir überallhin, und wenn du nicht auf ihn achtest, führt er seine feuchte Schnauze an deine Hand. Allabendlich gehst du vor Sonnenuntergang hinaus, um dich in den Olivenhain zu setzen. Du nimmst den kleinen 14-Kaliber-Karabiner, den dir dein Vater zu deinem Zwölften geschenkt hat. Du betrachtest die Amseln und Drosseln, wie sie sich aufgeregt in den Ästen bewegen, aber du schießt nicht. Du bist nicht dort, um zu jagen. Du streichelst den Hund. Die Welt ist erfüllt von Magalis Gesicht, die auf deinen Brief nicht geantwortet hat, und das Gesicht wächst mit jedem Tag, als würde es sich an deinem Schweigen nähren. Dein Vater hatte dir das Versprechen abgenommen, kein einziges Mal mit geladenem Gewehr loszuziehen. Wenn du schwörst, das Versprechen einzuhalten, hast du das Recht, nach der Schule ganz allein hierherzukommen. Du hast geschworen. Am ersten Abend hat er dich begleitet und sich nah an dich herangesetzt. Du hast die Augen auf die Kronen der Bäume gerichtet, das Licht nahm sanft ab, du hast den Gesang der Vögel gehört, aber dein Blick verlor sich im dunklen und bewegenden Labyrinth der Äste, Blätter und darin verschlungenen Fiederungen. Manchmal hast du gemeint, den Schlag eines Flügels zu erkennen, und hast für einen Moment angelegt, aber kaum dass du gezielt hast, hast du auch schon nichts mehr gesehen. Dein Vater nahm den Karabiner, schoss ohne zu zögern, und du hast das ungeheure Rascheln des Vogels gehört, der herabfiel. Man muss sehen lernen, sagte dein Vater. Bald wirst du es können. Es war eine Drossel mit gesprenkelter Kehle. Die Schrotkugeln hatten sie an der linken Seite getroffen, und über ihren heilen Flügel drehte sie sich um sich selbst und ließ tonlos ihren Schnabel auf und zu schnappen. Sie muss getötet werden, sagte dein Vater. Er sammelte sie auf und hielt sie dir hin. Sie zitterte in deiner Hand. Da du nicht wusstest, was zu tun war, nahm dein Vater sie wieder an sich. Schau, sagte er, und versetzte mit gestrecktem Zeigefinger einen harten Schlag auf den Kopf des Vogels, der sich zu bewegen aufhörte. Es muss schnell gehen, fügte er noch hinzu. Es bringt nichts, sie leiden zu lassen. Du hast Ja gesagt. Du hast deine vom warmen

Blut klebrige Hand geöffnet. Das Wort des Herrn. *Sehet die Vögel unter dem Himmel an: Sie säen nicht, sie ernten nicht, sie sammeln nicht in die Scheunen; und euer himmlischer Vater nährt sie doch. Seid ihr nicht viel mehr denn sie?* Du hattest ein wenig Angst, allein hierherzukommen, im Halbdunkel, aber dein Vater durfte nicht enttäuscht werden, und vor allem war da etwas, das du verstehen wolltest. Du bist hierher zurückgekehrt. Du hast deinen Killerblick geschärft. Du hast gelernt, die Vögel von der pflanzlichen Masse zu unterscheiden, als würdest du geradewegs ihre Wärme wahrnehmen. Eine Amsel fiel herab. Als du dich ihr nähertest, stelltest du mit Erleichterung fest, dass die Ladung sie beinahe enthauptet hatte. Eine weitere Amsel fiel herab. Sie war nur verletzt, ein wenig Blut tropfte aus dem Winkel ihres Schnabels und sie schlug mit den Flügeln im Staub. Du hast sie bewegungsunfähig gemacht und ihr zugesehen, wie sie rang. Du hast versucht, sie mit der Spitze deines Fingers zu erledigen, so wie dein Vater es getan hatte, aber du hast dich dabei dumm angestellt, du hast es mehrmals versucht, der Vogel erschöpfte sich in dem Versuch, deiner Umklammerung zu entkommen, und da wurdest du beinahe ebenso panisch wie er. Du hast einen großen Stein genommen und ihn getötet. Du hast dich, die beiden toten Vögel an deiner Seite, wieder hingesetzt, hast zaghaft ihr besudeltes Federkleid berührt, hast auf die Enthüllung ihres Geheimnisses gelauert, und während du dich deiner selbst ein wenig schämtest, hast du mit leicht theatralischem Mitleid ein Vaterunser gesprochen.

Manchmal hast du davon geträumt, Priester zu werden. Du hast mit viel Inbrunst bei der Messe gedient. Gibst du dem statt, es dir in Erinnerung zu rufen? Beim Katechismus hat man dir von der Liebe Gottes wie von etwas Einfachem gesprochen. Du hast die Kindheit hinter dir gelassen und nicht mehr an die tröstlichen Lügen geglaubt. Denn die Liebe Gottes ist nicht zu vergleichen mit derjenigen der Menschen, und sie lügt nicht. Die blutenden Amseln und du, ihr Mörder, ihr wart die Wahrheit der Liebe Gottes, und die Unendlichkeit seiner monströsen Liebe erstreckt sich noch immer auf euch, undeutlich auf jedes Ding und auf das Universum, die Liebe Gottes lenkt das Menschenalter und das Blutbad, die Paarung und das Verlassen, sie zerschmettert die wollüstige Seele des Märtyrers und schmeichelt sich direkt ins unterirdische Herz der Ratten, um sie mit Schrecken und Gefräßigkeit zu erfüllen. Du hast dies alles nicht gewusst, aber gefühlt, dass der Todeskampf der Vögel und deine mörderische Einsamkeit ein ebenso machtvolles Geheimnis bargen wie jenes, das dich vor der Erhebung des Kelches demütig hat dein Haupt senken lassen, und langsam hast du abgelassen von den schlaflosen Morgendämmerungen, vom Schwenken des Weihrauchfasses und der Einfalt kindlicher Schriftauslegung. Der Priester fragte dich, ob du nicht mehr an Gott glaubst, und du sagtest, dass du nicht mehr wüsstest, an welchen Gott du glaubst. Aber es gibt nur einen Gott!, rief er dir in Erinnerung, und du sagtest zu ihm, ich weiß, und er hat nicht versucht, dich zurückzuhalten. Die Abenddämmerung erwartete dich im

Olivenhain, und der Lauf deines Karabiners richtete sich auf die Wipfel, die toten Vögel stapelten sich an deiner Seite und ihre leblose Masse machte dir Angst, aber du hast dich angesichts deiner Angst gezwungen, so lange reglos zu verharren, bis die Nacht hereingebrochen sein würde und es Zeit sein sollte, zu dir nach Hause zurückzukehren mit einem Gebinde von Kadavern, die an Lederriemen von deinem Gürtel herunterhingen und im Rhythmus deines apokalyptisches Marsches auf dem Wege deines eigenen Evangeliums hin und her schwangen und den Abdruck ihres Blutes auf deinem Bein hinterließen. Deine Mutter rupfte sie und löste aus ihrem Fleisch mit der Spitze eines Messers die winzigen Schrotkügelchen, denen du zusahst, als sie über das Wachstuch rollten.

Die Vögel besitzen kein Gedächtnis, und sie haben vor dir keine Angst. Du selbst hast auch keine Angst mehr. Der Hund knurrt im Schlaf und bewegt seine Pfoten. Warum nimmst du den Karabiner, wenn du nicht jagst?, fragt dein Vater. Du zuckst mit den Schultern ohne zu antworten, denn du weißt es nicht. Ich aber, ich weiß es. Du versuchst, zurückzukehren zu deinem Zuhause, du versuchst dir wieder ein Zuhause zu errichten mit dem Licht des abnehmenden Tages, den Drosseln und dem Karabiner, aber es gelingt dir nicht, alles löst sich auf und verläuft sich unter deinen Augen eines Fremden, du fragst dich, wie kann man so etwas verlieren?, und dann vergisst du, es dich zu fragen, da Magalis Gesicht am Ende alles aus deinem Geist verjagt, was ihm nicht ähnelt. Du glaubst schließlich, dass dieses

Gesicht schon immer anwesend war, aber das stimmt nicht, es ist nur jene Stelle, die es in dir besetzt, die stets anwesend war, diese leere Stelle, wo ihm der Glaube deiner Kindheit, die Angst und der Wunsch, fortzugehen, vorausgingen, wo sich jedoch nichts je dauerhaft hat einrichten können. Denn du warst des Glaubens und der Kindheit müde, und müde des Vögeltötens, und du hast dir vorgestellt, dass die Welt darauf wartete, dich aufzunehmen in ihrer Umarmung, die sie dir niemals zugestanden hat, und dies hier, das war mitnichten die Welt, das war nur eine Wüste, erinnere dich, und du hattest derart intensiv davon geträumt, fortzugehen, dass du schließlich auch Jean-Do dazu brachtest zu träumen, obgleich er zum Träumen gar nicht geschaffen war, bis der endlich eingewilligt hat, dich zu begleiten, als du das erste Mal fortgegangen bist. Du hast dir die Porträts der Militärs angesehen, die an den Wänden eurer Häuser angebracht waren. Du hast ununterbrochen dieselben Bücher über Indochina und Algerien gelesen, du hast gelächelt, als du die Namen der Deinen unter ihnen wiedererkanntest, und du hast überdies, ohne dir darüber im Klaren zu sein, gelernt, den Niedergang zu verehren. Die Wehrpflicht sollte abgeschafft werden, und es wäre ein Leichtes für euch gewesen, euch als dienstunfähig einstufen zu lassen. Aber du hast Jean-Do davon überzeugt, sich mit dir als Freiwilliger für einen zweijährigen Dienst zu melden, der es euch erlauben würde, ans Ende der Welt zu ziehen und die Wurzeln auszureißen, die dich doch so sehr behinderten. Ihr habt Bier getrunken auf der Schiffsbrücke, und voller Unruhe hast du Jean-Do beobachtet, hast ihm immer wieder eingebläut, du wirst mich jetzt nicht sitzen lassen, und er hat Nein geantwortet, Nein, aber als ihr im Marinehafen an Land gegangen seid, sagte er, dass er Zigaretten kaufen gehen würde, und war nicht wiedergekommen. Du hast die Schwelle zur Kaserne des Marineinfanterieregiments allein übertreten, man hat dir den Kopf rasiert und einen Drillich gegeben, und der Widerschein, den dir der Spiegel zurückwarf, war nicht nur der deine, sondern der von Hunderten junger Männer, welche dieselbe Erde flohen wie du und schon seit so geraumer Zeit tot waren, dass, wenn überhaupt noch etwas von ihnen fortbestand, dies das fahle Monument deines eigenen Fleisches war. Im Hof erwartete dich der riesige Feldwebel Conti, die Daumen glitten in seinen Gürtel, und als du seinen Namen auf seiner Brust gelesen hast, lächeltest du ihm zu, und er seinerseits hat deinen Namen gelesen, erwiderte dir aber kein Lächeln, und während all der Wochen, die folgten, weckte er dich mitten in der Nacht auf und riss dich aus einem so tiefen Schlaf, dass du den Eindruck hattest, er wäre Lazarus beim vergeblichen Versuch, den Stein vom Grabe zu schieben, und er hieß dich laufen, bis die Luft die Konsistenz und Farbe von Blut angenommen zu haben schien, er zeigte dir, wie sich dein Körper ohne die Hilfe deiner erloschenen Seele bewegen konnte, und er lehrte dich, niemand mehr zu sein und ihn mehr zu lieben, als du je jemanden geliebt hast, so lange aber die Unterweisung andauerte, so lange hat er dein Lächeln nicht erwidert.

Zwei Monate später hast du eine Erlaubnis erhalten und konntest für einige Tage zurück zu deinem Zuhause. Jean-Do hat dir erklärt, dass er im Tabakladen des Hafenbahnhofs einen Cousin getroffen und den Abend mit ihm verbracht hatte. Am darauffolgenden Nachmittag hatte man ihn, als er in der Kaserne vorstellig geworden war, wie einen Hund empfangen, und er hatte es ohne etwas zu sagen hinnehmen müssen, trotz seines Katers, später aber, als er darauf wartete, dass deine Truppe vom Drill zurückkehrte, und er über die Flure spazierte, da hatte ihm ein Untergefreiter einen Tritt in den Hintern verpasst und ihm gesagt, er solle seine Hände aus den Hosentaschen nehmen, und Jean-Do, dem die Vorstellung von Hierarchie vollkommen fremd war, hatte sich umgedreht und ihm den Kopf verdroschen, woraufhin er weiterflaniert war, bis man ihn ins Büro des Kapitäns bestellt hatte, der ihn fragte, ob es wahr sei, dass er den Untergefreiten geschlagen hätte, und Jean-Do hatte sich aufgeregt, er hatte gesagt, dass der Untergefreite ein Arschloch und noch dazu eine Petze sei, und dass er ihm, würde er ihm noch einmal begegnen, den Rest geben würde, und der Kapitän hatte zu ihm gesagt, Monsieur Peretti, ich glaube, dass wir Sie nicht bei uns behalten können, und hatte ihn zum Militärarzt geschickt, der ihn umgehend wegen schwerer psychischer Instabilität aus dem Dienst entließ und wie einen Lumpen aus der Kaserne warf, ohne ihm auch nur zu erlauben, auf Dich zu warten, um Dir erklären zu können, was geschehen war. Jean-Dos Vater war bester Laune gewesen, er hatte gelacht, als er fortgegangen war, seine

Mutter hatte geweint, als würde man diesen ausgewachsenen Blödmann ganze zwölf Jahre nicht mehr wiedersehen, eine wahre Tragödie, und keine drei Tage später war er wieder zurück. Du hast zu ihnen gesagt, dass du bald schon nach Dschibuti aufbrechen würdest, und da musste ihnen auf der Karte gezeigt werden, wo Dschibuti lag. Du hast das Rote Meer mit der Fingerspitze gestreichelt, und der Schatten des Feldwebels Conti begann einen achtzehnmonatigen Rundlauf um seinen hohen regungslosen Körper herum und hat dabei die Grenze des Jahrtausends hinter sich gelassen. Das schräge Licht der afrikanischen Dämmerung warf ihn auf den glühenden Staub, wo er der Aufreihung eurer Silhouetten bei der Habtachtstellung folgte, er kroch unmerklich dahin, entlang der weißglühenden Stacheldrähte, bis hin zum momentanen Fortfall im Zenit, bevor er dann wieder erschien, um, unter den gekrümmten Stämmen rachitischer Bäume entlang, die in Lethargie in ihre karierten Foutas eingewickelten Issa zu streifen, er fing euch zum Abendappell wieder ein, und du hast auf den Augenblick gewartet, wo er, die Dunkelheiten vorwegnehmend, die sich von den Küsten des Jemen her ankündigten, über dein Gesicht gleiten würde, um deinen Schweiß zu kühlen und dich der Folter der Sonne zu entziehen. Die Welt floh noch immer dahin, und falls es eine Wahrheit gab in diesem endlosen Kampf gegen Hitze und Müßiggang, wärest du nicht fähig gewesen, sie zu erkennen. Nachts, in den Straßen, da spielten Männer mit halluzinierenden Augen und vom Kath geschwollen Wangen stillschweigend Schach an krummbeinigen Tischen, und du und die dir Gleichen, ihr seid mitten durch sie hindurchgegangen wie transparente oder abstrakte Kreaturen. Ihr habt im Licht der Kneipen voller Nutten einen Zufluchtsort gesucht gegen den Schlaf. Denn es war dies ein riesiges Bordell und ein weiterer Friedhof, auf dem ihr verwest seid: Ein übelriechender Wind führte den Geruch eurer Verrottung bis hinter die Wüsten, er entriss namenlose Mädchen der Lethargie ihrer Barackensiedlungen und führte sie, erschöpft und elend, bis hin zu euch, damit sie überlebten und sich an euren sterblichen Hüllen nährten, wie auch ihr euch an den ihren genährt habt.

Die Bürgerkriege vergaßen dich in der Lähmung des Garnisonslebens, die Legionäre schauten dich des Nachts vom Aufseherposten aus voller Verachtung an, der Feldwebel Conti ließ manchmal ab von der Unbefangenheit seines Regierens, denn du bist immer schon einer der Seinen gewesen, und er tröstete dich über deine von den Hundstagen verzehrten Träume hinweg, indem er dir von alten Kriegen sprach und von der Art und Weise, wie Männer schon immer zu sterben gewusst hätten, und er sagte, dass nichts ewig sei, wenn nicht der Krieg und der Kampf, den die menschliche Seele gegen sich selbst zu führen verflucht sei, um aus ihrem eigenen Feuer neu zu entstehen. Er versprach dir kommende Kriege, es musste genügen, geduldig zu sein, aber nichts entriss dich der Lustlosigkeit und mit jedem Tag wurden die Schläge deines Herzens tiefer und langsamer und verströmten in deinen Adern das Gift einer Sehnsucht ohne Ziel und ohne Gegenmittel, du hast unter der Abgestumpftheit einer unerklärlichen Abwesenheit von Fremdsein gelitten, und kein einziges Mal, ich darf dich daran erinnern, hast du an Magali gedacht, die aus deinem Gedächtnis verschwunden war. Aber da ihr Gesicht deine Horizonte überschwemmt und inzwischen deine Vergangenheit infiziert hat, bist du verzweifelt sicher, dass sie stets anwesend war, und dass du nur nicht mehr fähig gewesen bist, sie zu erkennen – denn sie war deine Lustlosigkeit und deine maßlose Langeweile und deine Sehnsucht nach dem Nichts, sie war die Traurigkeit, wenn all die Nutten aus Somalia und Eritrea sich vor dir auszogen und sich in der Gluthitze der Nacht hinstreckten, sie war dein Eigensinn, wenn du deine Zunge unbestimmt gegen die trockene und aufgedunsene Narbe riebst, die das Messer der Beschneidung zwischen ihre Beine graviert hatte, und sie war auch der Singsang noch, der ihre mechanische Hingabe wiegte, Oh!, Chéri!, Oh! Chéri!, im Rhythmus ihrer ausgemergelten Lenden, und da, in der Kühle des Springbrunnens, unterhalb der Steinbögen, da wurde Magalis Stimme laut als Echo ihrer Stimmen und hat sich soeben widerrechtlich heimlich das monotone Timbre angeeignet. Und du möchtest glauben, dass du ob der Gnade des nämlichen geheimen Wunders in der Einsamkeit deiner radikalen Abkehr, ohne dass sie es wüsste, ihr sogar in jenem Augenblick nahe bist, da sie brutal ihr Mobiltelefon schließt, nachdem sie die erschöpfenden Nachrichten abgehört hat, die ihr ein anderer als du hinterlassen hat. Als Nicolas Rummelhart sie angerufen hatte, hatte sie zunächst nicht geantwortet. Aber es war ihr nicht gelungen, sich von ihrer Angst zu befreien, sie sah bereits die Neuigkeit ihrer Verwirkung im Internet zirkulieren, das fette Gelächter, und sie wünschte sich aufs Heftigste, dass dieser Mann nie existiert hätte. Es war besser, dass sie sich im Gespräch mit ihm rückversicherte, und als seine Nummer sich ein weiteres Mal gezeigt hatte, hatte sie den Anruf schließlich angenommen. Sie hat aufgrund seiner von Freundlichkeit geprägten Stimme sofort verstanden, dass sie sich umsonst aufgeregt hatte, und sie hat bedauert, aufgelegt zu haben. Er wollte sie sehen, er schlug vor, den Zug nehmen zu können, um ein Wochenende mit ihr zu verbringen, und als sie ihm versicherte, dass dies keine besonders gute Idee sei, hatte er ihr gesagt, dass er ihre Scham verstünde, sie diese aber überwinden müsse, da das Einzige, was er von ihr bewahrt habe, eine hinreißende Erinnerung sei. Darum gehe es nicht, hatte sie gesagt, und er hatte es nicht geglaubt. Versuche es zu bedenken, hatte er insistiert, ich werde dich wieder anrufen, und sie hatte feige Ja gesagt. Seitdem antwortet sie nicht mehr, er aber ruft mehrmals die Woche an und hinterlässt ihr immer hartnäckigere und peinlichere Nachrichten, er verstehe sie, er werde ihr helfen, er könne sich nicht vorstellen, dass das, was ihre Geschichte hätte sein können, auf diese Weise abbreche, wegen einer Dummheit, sie müsse ihm eine Chance geben, müsse sich selbst eine Chance geben, er verstehe, dass das schwierig sei, aber sie müsse versuchen, ihm zu vertrauen, er werde warten, bis sie bereit sei, er verstehe alles, und Magali löscht diese Nachrichten und träumt dabei von einer Welt, in der niemand sich vorstellt, sie zu verstehen, und sich auch nicht darum schert. Aber diese Welt gibt es nicht, am Ende ihres Arbeitstages besteht die Bereichsleiterin darauf, gemeinsam ein Gläschen trinken zu gehen, und zwei weitere Berater schließen sich ihnen an. Sie sitzen seit wenigen Minuten an einem Tisch, die Stimmung ist drückend, sie haben sich nichts zu sagen, und die Bereichsleiterin setzt plötzlich eine ernste Miene auf, die die beiden anderen umgehend imitieren, und legt ihr wohlmeinend eine Hand auf die ihre. Wir wollten unbedingt mit dir reden, Magali. In aller Freundschaft. Seit wir aus Paris zurück sind, kommst du uns verändert vor, und alle machen sich Sorgen um dich. Du bist nervös, wirkst verdrossen, braust wegen der geringsten Kleinigkeit auf. Und machst alle Welt um dich herum nervös. Wir spüren, dass die Stimmung im Büro sich verändert hat, sie ist drückender geworden, wir haben darüber gesprochen und meinen wirklich, dass das ein wenig von dir ausgeht, das sage ich dir als Feststellung, nicht als Vorwurf. Meine Ergebnisse sind stets gut, sagt Magali mit einer Stimme, die sie verabscheuungswürdig findet. Das Lächeln der Bereichsleiterin wird schmerzhaft. Oh, das ist keine Frage von Ergebnissen, es gibt im Leben nicht nur Ergebnisse!, sagt sie voller Aufrichtigkeit. Das stimmt, murmelt Magali, und senkt die Augen. Seit zwei Jahren hat sie sich vollkommen der Arbeit hingegeben, sie hat entschieden, sich in einer Stadt niederzulassen, die sie nicht kennt, und sie hat dies mit offenkundigem Enthusiasmus getan, der ihre Motiviertheit und Einsatzbereitschaft bezeugen sollte, sie hat sämtliche Regeln, die sichtbaren Regeln und die verborgenen Regeln, verstanden und akzeptiert, sie ist auf die Jagd gegangen, ohne Befindlichkeiten und ohne sich eine Pause zu gönnen, sie hat die Quellen der List und Lüge bis auf den letzten Tropfen ausgeschöpft und sämtliche Firmen der Region angerufen und sich mit verbindlich klingender Stimme Identitäten ersonnen, die Vertrauen erwecken sollten, um die Wachsamkeit der Sekretärinnen zu beirren, die sie arglos zu derjenigen Person durchstellten, die sie abwerben wollte, welche sie dann wiederum anlog, indem sie ihr gegenüber sagenhafte Möglichkeiten durchscheinen ließ, sind Sie mit Ihrem derzeitigen Posten zufrieden?, würden Sie damit einverstanden sein, mich auf ein Vorstellungsgespräch zu treffen?, ohne bei ihrer Treibjagd weder empörtes Schweigen zu fürchten noch die Anschuldigungen des Freiwilds, untersteh dich, nochmals anzurufen, du Miststück!, ruf bloß nicht noch einmal an, denn es war riskant, diese Dutzenden todmüden und geschmeichelten Männer in ihrem Büro zu empfangen, die sich vor der Majestät ihrer Jugend nervös die Hände rieben und die sie zurücksandte in die Qualen ihrer Hoffnungen, nachdem sie ihre Lebensläufe in ihrem Karteikasten archiviert hatte, und unablässig hortete sie, klassifizierte sie, verglich sie, stellte sie Übereinstimmungen her, ohne sich je ablenken zu lassen, nicht aber ohne sich auch jedes Mal die Zeit zu nehmen, gemeinsam mit den anderen heiter zu sein, wenn das Glöckchen erschallte, das den Zahlungseingang einer Vermittlungsgebühr verkündete, und im Intranet die Mitteilungen zu erspähen, die einen außergewöhnlichen Gewinn signalisierten in ihren fancy Schriftarten, ihren grellen Farben und ihrem unumgänglichen Touch triumphierenden Humors, Listen mit Vornamen, Städten und Zahlen, die die Helden des Tages und ihre Großtaten feierten, Audrey aus Tours in Fuchsienrot, Eric aus Besançon in Kanariengelb, Yann aus Toulouse in Blassviolett, und sie hatte gelernt, nervös zu werden, sobald ihr Vorname zu lange nicht aufsprang, und noch länger zu arbeiten, bis er sich erneut in der stets wunderbaren Farbe ihrer Befreiung auf dem Bildschirm zeigte. Und dennoch, es ist keine Frage von Resultaten, das ist die Wahrheit, nicht etwa, weil diese keine Bedeutung hätten, sondern weil sie nicht genügten. Magali schaut ihre Bereichsleiterin und ihre beiden Kollegen an, sie schmort unter dem Segensmantel ihrer Zuvorkommenheit, und auch wenn sie Lust hätte, ihnen zu sagen, bitte, verpisst euch, gelingt es ihr doch nicht, es ihnen übelzunehmen, und die Worte, die aus ihrem Mund dringen, sind exakt jene, die angemessen sind, denn sie kennt sämtliche Regeln, die sichtbaren Regeln und die verborgenen Regeln, und sie wendet sie ohne Anstrengung an, bloß nichts verneinen, im Gegenteil, anerkennen, dass etwas schiefläuft, und dabei ein wirkliches, aber perfekt im Griff gehaltenes Gefühl durchschimmern lassen, einige bedeutsame vertrauliche Details liefern, nur nicht zu viele, und zugleich mit einer ersten hellsichtigen Analyse der Situation, ihrer Gründe und deren Abhilfe, zu erkennen geben, dass man über sämtliche notwendigen Ressourcen verfügt, um sie hinter sich zu lassen, da man weiß, dass schwerwiegende Fehler und Irrtümer, angemessen erfasst, eine unerschöpfliche Quelle der Bereicherung und Verbesserung sind. Die

Bereichsleiterin und die beiden Berater haben Magali mit großer Aufmerksamkeit und Zartgefühl zugehört, sie lächeln sie an, und sie kann nicht umhin, sie mit immenser geschwisterlicher Liebe zu lieben, und zwar nicht nur, da sie sich in Erinnerung ruft, dass auch sie deren Rolle schon auf sich nehmen musste und Kollegen, deren schlechter Kleidungsstil oder Mangel an Humor Probleme bereiteten, wieder auf den rechten Weg geführt hat, sondern weil sie eben in Wahrheit die Organe und das verderbliche Fleisch ein und desselben höheren Wesens sind. Sie arbeiten zusammen an der Erhaltung seines Geheimnisses. Die Resultate genügen ihm nicht. Es verlangt noch nach der Substanz ihrer Leben, und eben dies ist es, was sie ihm als Opfergabe widmen.

Während des Studiums wollte sie sich auf klinische Psychologie spezialisieren. Ihr Vater hatte sich an einen seiner Bekannten, Direktor einer geschlossenen psychiatrischen Anstalt, gewandt, ob dieser einem Besuch von Magali zustimme. Da kannst du dir eine Vorstellung machen, hatte er zu ihr gesagt, und sie hatte ihm freudestrahlend gedankt. Als sie im Krankenhaus eintraf, war sie guten Willens und voller Neugierde. Sie hatte die Nacht über so gut wie nicht geschlafen, fühlte sich aber wach. Der Arzt hatte sie warmherzig empfangen, hatte ihr einen Kaffee in seinem Büro angeboten, und sie war ihm gefolgt und hatte sich professionell und bildungsbeflissen gegeben, was sie des weißen Kittels wegen als angemessen empfand, den sie sich kurz zuvor übergezogen hatte. Sie hatten einen verhältnismäßig heiteren und blühenden Hof durchquert, und Magali hatte sich die Patienten besehen und versucht, ihnen einen Patz in ihrem Handbuch der psychiatrischen Nosographie zuzuordnen. Dies ist die offene Abteilung, hatte der Arzt gesagt. Und hier wären wir angekommen, und mit einem Sicherheitsschlüssel hatte er eine schwere Metalltür aufgeschlossen, und ab dem Moment, da sie deren Schwelle übertreten hatte, war ihr Besuch in einen Albtraum umgeschlagen. Sie hatten zunächst einen jungen Mann aufgesucht, den die Polizei eben erst gebracht hatte, sein Gesicht war geschwollen, sein Mund blutete, Ärzte stellten ihm Fragen und notierten seine Antworten auf Karteikarten, hören Sie Stimmen, wenn Sie allein in einem Zimmer sind?, und er antwortete Nein, was haben Sie mir verabreicht?, ich fühle mich so müde, und Magali hatte versucht, den Grad seines Unbehagens zu erfassen, sie hatte versucht zu lächeln, als die Krankenpfleger Anstalten machten, ihn unter Augenzwinkern in ein Zimmer einzusperren, Dreckskerle, verdammte, aber sie hatte gelächelt, und hatte sich zusammenreißen müssen, um sich nicht am Arm des Arztes festzuhalten, als sie den Speisesaal durchquert hatten, in welchem magere Wesen in einem Nebel aus psychotropen Substanzen und Verwahrlosung herumschlurften, und sie waren in ein weiteres Zimmer gegangen, wo eine junge Frau in Magalis Alter sie erwartete, zusammengekrümmt auf ihrem zerwühlten Bett, wie geht's uns heute?, und die junge Frau hatte geantwortet, oh!, es geht mir viel besser, es geht mir sehr gut, und sie hatte sie lächelnd angeblickt und mit den Fingerspitzen leicht ihre Augenlider berührt, aus denen schwere Tränen über ihr schauriges Lächeln liefen. Der Arzt hatte ihr Fragen gestellt, sie aber hatte sich geweigert zu antworten, sie hatte den Kopf geschüttelt und mit todmüder Stimme geantwortet, aber das wissen Sie doch, Sie müssen doch nur schauen, denn ihr Geist war ein schemenhaftes, von den Winden niedergefegtes Stück Land, das von nichts beschützt wurde, es genügte, die Augen zu öffnen, damit all ihre innersten Gedanken, die dort inmitten von Aas und vergessen Göttern ruhten, sich in der Grelle eines blendenden und schmutzigen Lichts offenbarten, sie wollte nicht in den Speisesaal gehen, sie hatte Angst, dass die anderen auf ihr herumtrampelten und den Schandfleck ihrer Verachtung in ihren verwüsteten Geist eingravierten, sie hörte sie lachen, wenn sie aß, sie lachten, sie machten sich lustig über ihre Hilflosigkeit und den Überfluss der Verdauungssäfte, die durch ihre Haut sickerten und sie vergifteten, da war nichts mehr an ihr, weder Außen noch Innen, sie war eine schutzlose Oberfläche, auf der sich die organische Materie und die Begierden, die faden Sekrete ihres Schreckens, zur Schau stellten, und sie schämte sich ihres Leidens, der Wildheit ihrer Liebe und des offenen Fleisches ihrer Erinnerungen wegen, sie fürchtete sich vor dem Wind, der ohne Unterlass in Böen über die Trostlosigkeit des schemenhaften Stück Landes zog und sie verfolgte und zu Boden drückte, um sie der ununterbrochenen Gewalt obszöner Blicke auszuliefern, und sie konnte sich an keinen Ort flüchten, und der Arzt hatte gesagt, das wird schon werden, nicht wahr?, und sie hatte geantwortet Ja, und dann schließlich, Nein, oh, Nein, ich weiß es gewiss, Nein. Als der Arzt Magali vorgeschlagen hatte, mit ihr gemeinsam in der Personalkantine zu Mittag zu essen, hatte sie gesagt, dass sie es nicht könne, sie hatte ihm gedankt und war fortgegangen, ohne auch nur einen annehmbaren Vorwand zu nennen. Sie hatte ihren Vater angerufen, ich kann das nicht, Papa, ich kann das nicht, das ist zu viel des Elends, ich bin dazu wirklich nicht fähig, und sie hatte am Telefon angefangen zu weinen, er hatte sie getröstet, so gut er konnte, es sei besser, dass sie sich dessen nun bewusst werde, es sei sehr viel besser so, es gebe so viele andere Dinge, die man machen könne, und sie hatte schluchzend Ja gesagt und hatte sich zur Magisterprüfung für Arbeitspsychologie eingeschrieben. Sie hatte ihre Kurse mit Gewissenhaftigkeit verfolgt und exzellente Noten erhalten. Sie hatte schnell begriffen, dass es mitnichten darum ging, sich bis zur verständlichen Makellosigkeit des Wissens aufzuschwingen. Von da an lernte sie, die Tests zu beherrschen, Typologien aufzustellen, Statistiktabellen zu erstellen, vorauszusehen, zu korrigieren und zu kontrollieren, um, so schnell und effektiv wie möglich, präzise, im Rahmen eines Projekts von unvorstellbarem Ausmaß verankerte Zielvorgaben zu erreichen, das niemand in seiner Gesamtheit zu erfassen, geschweige denn zu benennen imstande sein würde, und das sich mit umso mehr Autorität über seine gesamte selbstherrliche Herrschaft erstreckte, als es von keinem menschlichen Geist ersonnen worden war. In Wahrheit war es überhaupt nicht ersonnen worden und lebte von seinem dunklen Leben und entwickelte sich nach seiner ihm eigenen autonomen Logik, blind und schonungslos. Auf der Ebene dieses Projekts gab es weder Gebieter noch Sklaven, weder Herrscher noch Beherrschte, es gab keine Hemmnisse und keine Rebellion, keine Aktionen, keine Initiativen, keine Negationen und keine korrektiven Maßnahmen, es gab nichts als den Fluss einer unaufhaltsamen Kraft, die alles in die Verzückung ihrer universellen Bejahung zog. Magali bereitete ihre Examen mit dem Gefühl vor, einen mitreißenden und fundamental wichtigen Auftrag auszuführen, und es war nur zu gerecht, dass dieser ihr ermöglichen sollte, einen angemessenen Lebensunterhalt zu verdienen, wie es heute der Fall ist. Kaum dass sie sich ihren Posten geangelt hatte und in ihre Wohnung eingezogen war, kam ihr Vater sie besuchen. Sie haben in einem Restaurant gegessen, und er ließ ihr die Freude, zu bezahlen. Sie zeigte ihm das Wenige vom Stadtzentrum, das sie kannte, und er befragte sie ausgiebig über ihre Arbeit und ihre Verdienstperspektiven. Sie gingen zurück zu ihr nach Hause und tranken Tee, und er sagte, sie habe Geschmack. Bevor er wieder ging, nahm er sie fest in seine Arme und sagte zu ihr, meine kleine Tochter, ich bin so stolz, ich bin so stolz auf das, was du aus deinem Leben gemacht hast. Sie fühlte, dass er Tränen in den Augen hatte, und hätte beinahe selbst vor Glück geweint. Später dann dachte sie, dass er diesen Satz seit dem Morgen vorbereitet haben musste, und dass es ihm, selbst wenn er seine Tochter auf dem Straßenstrich gesehen hätte, schwergefallen wäre, ihn nicht auszusprechen. Aber das ist nicht schlimm, im Gegenteil, das geschah nicht nur aus Gefühlsduselei, es war zugleich auch ein Liebesbeweis. Er war bereit, stolz auf sie zu sein, selbst wenn ihr Leben nicht dem glich, was er vielleicht für sie erträumt hatte. Aber sie liebt sich selbst nicht so sehr, wie er sie liebt, und sie kann seinen Stolz nicht mehr teilen.

Sie bereut es nicht, den Versuch unterlassen zu haben, ihre Angst zu überwinden, um im Bereich der Medizin zu arbeiten. Sie weiß genau, dass der unwiderstehliche Zauber der Leben, die wir nicht geführt haben, darin liegt, dass sie nicht existieren. Das Bedauern hat keinen einzigen Sinn. Sie bereut nichts. Sie hat schlicht und einfach ihre Entscheidungen in Funktion derjenigen ausgerichtet, die sie war, und für die sie nichts konnte. Sie hat ihr Bestes gegeben. Sie hat sämtliche Regeln befolgt. Die sichtbaren Regeln, die verborgenen Regeln. Die Regeln des beruflichen Gelingens, die Regeln der individuellen Entfaltung. Es ist nicht möglich, einen Schuldigen zu bestimmen. Die Dinge enden schlecht. Denn die Menschen brauchen, um leben zu können, etwas Größeres als sich selbst, und indem sie bestimmen, was groß ist, bezeugen sie nur ihr eigenes Maß. Seit einiger Zeit fragt sie sich morgens, wenn sie sich bei laufendem Radio oder Fernseher zurechtmacht, von woher ihr heute die erste Morallektion zuwehen würde, und wer es als erstes in Angriff nehmen würde, ihr zu erklären, was das Leben ist, und wie es sich zu leben schickt, gut möglich, dass es ihre Bereichsleiterin sein wird, oder der Wettermann, oder ein Minister, oder ihr Nachbar, es sei denn, sie selbst würde sich ungefragt, ohne überhaupt darüber nachzudenken, zum Gewissensleiter von Gott weiß wem erheben, und schon nach einer Minute kann sie es nicht mehr ertragen. Aber es ist die Substanz ihres eigenen Lebens, die es als Opfergabe zu widmen gilt, da gibt es kein Grenze, es muss weitergemacht werden, und sie wird arbeiten gehen, sie wird die neu eintreffenden Nachrichten von Nicolas Rummelhart löschen, sie wird eine erlesen gute Laune zur Schau tragen, und einen beispielhaften Teamgeist, wofür sich die Bereichsleiterin bei ihr bedanken wird, indem sie die Zeichen der Zuneigung steigert, und sie wird zu sich nach Hause zurückkehren, am Wochenende wird sie mit ihren Kollegen zusammen zu Abend essen, im Restaurant oder bei einem von ihnen, oder aber sie wird sie zu sich einladen, und dann wird sie es sein, die das Essen zubereitet, sie werden den Abend dann noch in einem Nachtclub verbringen, sie werden über die nämlichen Dinge lachen und die nämlichen originellen Reisen planen, weitab der nämlichen Massen, die sie gleichfalls verachten, und sie werden einander beobachten, sich korrigieren und rastlos ihr eigen Fleisch durchforsten, bis sie dessen letzte Parzelle Individualität herausgerissen haben werden, um sie auf den Opferstein zu werfen. Sie sind bereits keine Individuen mehr, sie sind die zeitweiligen Organe eines höheren Wesens, Magali vergisst es nicht, und nie werden sie etwas anderes sein, auch wenn sie versuchen, dem zu entschlüpfen, denn ein abgetrenntes Organ ist ein Verlust und kein Individuum. Und doch versuchen sie alle verzweifelt, zu existieren und Anerkennung zu erhalten und einzigartig zu sein, sie haben ihre persönliche

Internetseite, auf der sie ihre Fotos veröffentlichen, auf der sie ihre Meinungen äußern, auf der sie die Listen ihrer Neigungen aufstellen, ihrer Erwartungen und ihrer Interessen, als wären es lauter greifbare Beweise ihrer Existenz, und doch gelingt ihnen nichts anderes, als einen leeren, dem Kult eines Gespensts gewidmeten Tempel zu errichten. Seit ihrer Rückkehr aus Paris hat Magali ihre eigene Seite nicht mehr angerührt. Vielleicht hindert sie die Erinnerung an das junge Mädchen in der Klinik daran. Vielleicht kann sie sich nicht dazu durchringen, damit aufzuhören, selbst und ohne die Hilfe der Schizophrenie, die fragilen Mauern, die sie noch schützen und den Wind daran hindern, über sie hinwegzufegen, vollständig niederzureißen. Aber irgendetwas lässt nicht nach, sie zu faszinieren, und abends in ihrem Zimmer, wo Düfte und Weihrauch entflammt sind, kann sie nicht umhin, immer wieder ins Internet abzugleiten, sie lässt sich treiben von Profil zu Profil, sie sucht immer wieder die Seite einer Jugendlichen auf, die Hunderte von Fotos aneinandergereiht hat, auf denen sie ohne je zu lächeln posiert und das Objektiv ihres Apparats anblickt, den sie mit ausgestrecktem Arm von sich hält, und da ist nichts anderes als diese Fotos, keine Meinung über die Welt, keine Diskussionen mit wem auch immer, keine Nachrichten, nicht einmal Bildunterschriften, nichts, und die unzähligen Besucher der Seite hinterlassen Kommentare von hanebüchener Grausamkeit und Beleidigungen, denn sie können den Spiegel nicht ertragen, der ihnen entgegengehalten wird, sie können die Klarheit dessen nicht ertragen, was sie betrachten, und Magali fühlt sich todtraurig, sie flüchtet, um sich in der Studienlaufbahn von Nicolas Rummelhart wiederzuerkennen, sie schaut sich neugierig dessen Urlaubsbilder an, liest die Freundschaftsangebote, die ihm Unbekannte hinterlassen haben, und es fällt ihr schwer, vom Bildschirm ihres Computers abzulassen, den auszuschalten sie sich zwingen muss. Sie sollte sich darauf einlassen, mit Nicolas zu sprechen, sie sollte sich darauf einlassen, ihn wiederzusehen. Wenn auch nicht, um das in Gang zu bringen, was er auf so nervenaufreibende Weise eine Geschichte nennt, so doch zumindest um sich einen Moment lang mit seiner Existenz von dieser sterilen Gegenüberstellung abzulenken. Sie könnte es genießen, dass sie auf so unerklärliche Weise in seinen Augen begehrenswert geblieben ist. Sie würde seine Feinfühligkeit schätzen. Aber von was könnte er sie letztendlich ablenken? Sie hat ihn nur für wenige Stunden gesehen, und er ist ihr ebenso vertraut wie jeder andere x-beliebige Widerschein ihres eigenen Lebens. Gut möglich, dass sie schließlich klein beigegeben hätte, doch der Brief hat das Gift der Hoffnung in sie eingeträufelt. Sie betrachtet ihr Leben mit einer Mischung aus Gereiztheit und Verblüffung, die sie lähmt. Sie ist unfähig, sich zu freuen. Sie ist unfähig, sich zu beklagen. Wenn sie versucht ist, es zu tun, bringen die unanfechtbaren Fakten ihrer perfekten Gesundheit, ihrer Lohnabrechnung, ihrer Jugend, ihrer so hübsch eingerichteten Wohnung, der Liebe ihres Vaters sie davon ab und hindern sie daran, an die Tatsache ihrer eigenen Hilflosigkeit zu glauben. Die Welt hat nichts anzubieten, wofür sie ernsthaft wünschen könnte, all dies einzutauschen. Die

Nachrichten lehren sie tagtäglich, was Hilflosigkeit wirklich ist, wie man sie genießt, wie man sich ihrer schämt. Es ist nur wenige Monate her, da hat sie einen jungen Mann gesehen, der eben erst kurz vor einem *checkpoint* Halt gemacht und einen Sprengstoffgürtel umgelegt hatte, den zu zünden er nicht mehr die Zeit fand, er war von einer brüllenden Menge umzingelt, die bereit zu sein schien, ihn zu lynchen, und Magali dachte zunächst, dass er genau das verdiente, aber er weinte, sein Gesicht war blutüberströmt, er rang seine Hände, er flehte im Namen Gottes, ich flehe euch an, und blickte dabei in die Kamera, seine Stimme zitterte vor lauter Angst und Hoffnung, er sagte, dass er Hirte sei, man habe ihn gezwungen, man habe seiner Familie gedroht, aber er habe den Zünder einfach nicht aktivieren können, Gott sei ihm Zeuge, er habe es nicht können, er sei doch ein Hirte und kein Terrorist, im Namen Gottes, und er riss die Augen enorm weit auf, die Untertitel verschwanden, der Journalist setzte wieder mit seinem Kommentar ein, die Kamera suchte die Menge ab und zeigte im Großausschnitt den *checkpoint*, von wo aus einige bewaffnete Männer, darunter du, die Szene beobachteten, ohne sich zu rühren, und kurz bevor sie den Fernseher ausschalten wollte, weil sie es nicht mehr länger mitanhören konnte, hat Magali dich gesehen, ihre Augen haben sich auf dich gerichtet, aber sie hat dich nicht wiedererkannt.

Als man dir übersetzte, was der Typ dem Stringer des Fernsehteams zugeschrien hatte, hast du dir gedacht, dass er bestimmt nicht log. Er hatte in der langen Warteschlange die Aufmerksamkeit auf sich gezogen, da er ununterbrochen zitternd betete und Tränen in den Augen hatte. Hände hatten ihn ergriffen und ihm ins Gesicht geschlagen. Nein, siehst du, er hatte nicht gelogen. Er war Hirte. Er hatte Angst zu töten und Angst zu sterben. Er hatte keine Wahl. Er war ehrlich. Aber dies hier ist kein Schulhof, und Ehrlichkeit, Reinheit der Absicht, Ungerechtigkeit der Umstände, Marter des Innenlebens, Schuld und Unschuld haben nicht die geringste Bedeutung. Es sind Lumpen, die es abzustreifen gilt, um die Reinheit der Handlungen aufscheinen zu lassen. Denn zu guter Letzt zählt allein das, was du tust, und zwar mehr als das, was du bist. Dort liegt die Wahrheit des Lebens, einfach und strahlend. Niemand verlangt von dir, sie zu verstehen oder zu begründen. Den Rest betrifft nur das Gebrabbel kleiner Kinder. Das war es, was der Mann wusste, der die Beine seines Sohnes zerschmetterte, und das war es auch, was er euch lehrte, dich und seinen Sohn. Dies zu akzeptieren, schien dir damals einfach, und den Ausschlag deines Elends hast du nicht ermessen. Ich jedoch sah jeden Tag dahingehen und dir etwas fortnehmen, es löste sich, ohne dass du dir darüber im Klaren bist, deine Seele in Fetzen auf, und du warst schon so weit von deinem Zuhause entfernt, so weit, dass du niemals mehr solltest zurückkehren können. Du hattest nicht einmal mehr Lust dazu. Du warst wahrscheinlich soeben dem Tod entkommen und hast nichts anderes empfunden als tiefe Behaglichkeit. Ich hätte dir gern sagen wollen, schau: Dies ist das Land deiner Geburt, in der aufreibenden Monotonie der Gewalt, im Staub, die Schüsse, die Schreie und die Explosionen auf den von namen- und gesichtslosen Kadavern übersäten Straßen, im Chaos, in welchem sich Unschuld und Schuld nach Maßgabe eines Urteils ohne Anrufung der Liebe Gottes verflüchtigen. An jenem Morgen, als das Urteil dieser Liebe Ibn Mansūr al-Hallādsch dem Gefängnis entriss, in dem er so lange Zeit für seine Ankunft gebetet hatte, bevor er erhört wurde, wie es auch dir zufallen sollte, ging er durch die nämlichen Straßen, gleichgültig gegenüber dem Hass der Menge, gleichgültig auch gegenüber deren Bewunderung, und hob seine Augen auf zum Schafott und rezitierte *So kommet der, an dem sich mit dem Drachen berauschet der Sommer*, und die Menge schwieg, da sie in der Tiefe ihrer Finsternisse das Licht der Wahrheit niemals erkennt. Dann hat ihn eine Stimme als Abtrünnigen beschimpft. Eine Stimme nannte ihn Meister. Der Scharfrichter ergriff ihn und sagte zu ihm, Ibn Mansūr, ich bin die Hand, durch die Gott dich schneidet, und Hallādsch antwortete ihm, du weißt nicht, was du sagst, Gott schneidet und erntet mit ein- und derselben Hand und mit einer einzigen Geste, und die Kamera entfernte sich und der Hirte schrie etwas in ihre Richtung und hielt sich am Jackett des Stringers fest, während ein gutes Dutzend Menschen ihn wieder zu schlagen begann. Als er an euch vorbeiging, fragte der Journalist dich, ob er dich interviewen könne. Du sagtest, nein, kannst du nicht, aber du kannst dich stattdessen mal in den Arsch ficken lassen. Geil, sagte der Journalist und streckte den Daumen hoch, du hast ihn angelächelt, und er ist gegangen. Weiter abseits schrie noch immer der Hirte, drei

Männer einer Miliz aus dem Viertel waren gekommen, einer von ihnen hat ihm mit dem Gewehrkolben einen Schlag gegen die Schläfe versetzt, und der Hirte stieß einen kurzen Schrei aus und ließ sich dann ohne noch etwas zu sagen wegschleppen. Jean-Do hat eine schmerzhafte Grimasse gezogen, verdammte Scheiße, dem wird's an den Kragen gehen. Geschieht ihm recht. Du hast ihn hinter einer mit Betonblöcken verbarrikadierten Straßenecke in Richtung der Stille seines eigenen Schafotts verschwinden sehen, und eine Stimme erhob sich und flehte, Herr, gib uns ein Zeichen, und Hallādsch murmelte unter der Peitsche, du siehst es nun. Er wurde auf einen Lederteppich niedergestreckt und der Scharfrichter hackte ihm die linke Hand ab, dann den rechten Fuß, dann den linken Fuß, dann die rechte Hand, Hallādschs ins Gebet vertiefte Lippen zitterten, und bevor man ihn kreuzigte, hat er seine rituellen Waschungen im Sägemehl und im Blut unternommen, denn das Blut der Märtyrer ist weitaus reiner als das klare Wasser der weiten Paradiese. Von der Höhe seines Kreuzes herab hat er noch immer auf die Menge geblickt, über der die Sonne unterging. Unter dem kalten Glitzern der Sterne wartete er darauf, dass am Ende der langen Nacht die Dämmerung seiner Erlösung einträte, und auch für dich setzte das Erwarten ein. Ihr habt euch in der Hotelbar getroffen, du und Feldwebel Conti, ihr habt die Ereignisse des Tages nicht kommentiert, denn das war das Leben, das ihr gewählt hattet und kein Recht war euch gegeben, zu verweigern, was es euch anzubieten hatte, und wären es auch Tod und Niedertracht. Feldwebel Conti fragte dich, was du zu tun gedachtest während der zehn Tage Urlaub, die du am Folgetag zu nehmen hattest. Du sagtest, dass du nicht zurück ins Dorf wolltest, dass du sie lieber nutzen wolltest, um eine Reise durch Syrien zu machen, und am Morgen dann bist du zusammen mit Jean-Do, der gar nichts anderes mehr zu machen wusste, als dir zu folgen, und dem Serben, der seit so geraumer Zeit keinen Ort mehr hatte, an den er hätte gehen können, nach Damaskus aufgebrochen. Ein Countdown hatte irgendwo begonnen, aber die Zeit, die verrann, konnte schon gar nicht mehr gemessen werden. Zehn Tage sind dennoch vergangen, zwischen Syrien und dem Libanon, zehn Tage gleich einer einzigen langen Nacht, in der du zum ersten Mal hättest begreifen können, was Glück zu bedeuten vermag, doch nichtsdestoweniger hob sich dein Herz mit immenser und unverständlicher Freude empor, als du die Stadt im Krieg vorfandest, als hättest du endlich das Einzige gefunden, das du je auf dieser Welt geliebt hast, geliebt mit einer solchen Liebe, dass es dir nichts ausmachte, im Gegenzug nichts als Hasswellen zu erhalten. Am Morgen eurer Rückkehr wart ihr drei alle an eurem Platz am *checkpoint*, die Leute standen Schlange und hielten ihre Papiere hin, du hast Feldwebel Conti von fern ankommen sehen und ihm ein Handzeichen gemacht, die Sonne stieg langsam am Himmel auf, die letzte Zeiteinheit war gezählt, in einem Getrampel von Hufschlägen reihten der Wesir und sein Gefolge ihre Pferde am Fuße des Galgens auf, und Hallādsch, oben am Kreuze, öffnete seine Augen. Die Menge war wieder zusammengeströmt, um ihn sterben zu sehen, und die Zeugen sagten zum Wesir, es sei, zum Wohl des Islams, erlaubt, das Blut dieses Mannes zu vergießen, um seine Gotteslästerung zu sühnen, denn nichts sei die Wahrheit außer Gott, und mit kräftiger und unruhiger Stimme fragte der Wesir, folglich ist der Kommandeur der Gläubigen unschuldig an seinem Blute?, und die Zeugen antworteten, ja, möge das Blut auf unsere Häupter zurückfallen, und ich?, fügte der Wesir hinzu, bin ich unschuldig am Blute dieses Mannes?, und die Zeugen antworteten, ja, wir bezeugen es, es sind unsere Häupter, auf die wir das Blut herniederrufen. Hallādsch hob seine Augen zum Himmel und lächelte ein wunderbares Lächeln, und zweihundert Meter vom *checkpoint* entfernt, explodierte ein Auto. Feldwebel Conti hatte sich gerade zu dir gesellt. Die Explosion war nicht besonders schwer, aber man hörte Schreie. Rauch stieg auf zum weißen Himmel und Dutzende Menschen flohen die ausgebrannte Karkasse wie ein verfluchtes Relikt und liefen zum *checkpoint*, um Zuflucht zu finden. Es gab ein unglaubliches Menschengewühl. Jean-Do und der Serbe versuchten, die Menge in Schach zu halten, und du nahmst so viele Dinge gleichzeitig wahr und mit solcher Schärfe, dass sich die Zeit plötzlich ausdehnte, eine einzige Minute hätte gereicht, ein ganzes Leben auszufüllen, du warst reglos, du schautest dich ruhig um, du hättest die Staubkörner zählen können, die in den Sonnenstrahlen tanzten, die salzigen Schweißtropfen, die über die erhitzte Haut eines jeden einzelnen Männer-, Frauen- und Kindergesichts liefen, das du auf ewig in deine Erinnerung sich einmeißeln hast sehen, eine Schabe huschte über einen Blechkanister, du hast die rötlichen

Deckflügel geschaut, die zitternden Fühler, die du niemals mehr vergessen wirst, und du bist dem Blick einer gut dreißigjährigen Frau begegnet, direkt hinter Jean-Do, du bist eingetaucht in ihre schwarzen Augen und du wusstest, was geschehen würde, aber du hast nichts unternehmen können, du bist für eine unbestimmte Zeit, die schon nicht mehr die Zeit der Menschen war, in der Düsternis ihrer schwarzen Augen haften geblieben, und du hast niemals herausgefunden, ob es dir körperlich unmöglich war zu reagieren, weil dies alles viel zu schnell ablief, oder ob du nicht schlicht und einfach versteinert zurückgeblieben bist im Exil deiner Faszination, du hast niemals herausgefunden, ob du schuld warst am Tod dieser Vielen, und du hast aufgehört, es dich zu fragen, denn es gibt keine Schuldigen und keine Unschuldigen, und der Wesir atmete tief ein und machte ein Zeichen hin zum Scharfrichter, der Hallādsch auf den Teppich aus schwarzem Leder und getrocknetem Blut herabzog. Hallādsch hörte nicht auf zu lächeln, und der Scharfrichter rief ihn zärtlich an, Ibn Mansūr, aber er befand sich bereits im Hauch des Geliebten, aufgelöst unter den Liebkosungen und achtsam darauf, von IHM die Umarmung zu erhalten, die alles vollenden würde, denn es war kein Säbel, der nun herabstürzte, sondern ein Strudel aus Liebe und Erbarmen, und Hallādschs Augen füllten sich mit einer schauerlichen Nacht, überbordend vor Ekstase und Hingabe, eine Nacht ähnlich jener, die du in den toten Augen dieser Frau geschaut hast, während sie ihrerseits sich selbst hingab, indem sie ihre schmale blasse Hand unter ihr Gewand schob, um die Sprengkörper zu zünden, die sich um ihre Taille schlossen wie der goldene Gürtel einer frisch Vermählten am strahlenden Morgen ihrer Hochzeit. Der Himmel verkehrte sich in einen Haufen aus Schutt und Geschrei, und dir wurde klar, dass du zu Boden geworfen dalagst, die Wange auf dem Asphalt. Du hast versucht, deinen rechten Arm zu bewegen, aber es gelang dir nicht, du hast mit deiner Linken, die mit Erde und Blut beschmiert war, deine Brust berührt und deine Glieder. Um dich herum hast du nichts gesehen, die Luft war gesättigt von Staubteilchen, und du hörtest das grelle und anhaltende Pfeifen einer Sirene, von dem du dich für einen Augenblick fragtest, woher es wohl kommen mochte, bevor du dann verstanden hast, dass es nur in der Zitadelle deines Geistes aufheulte. Du hast dich dem Boden übergeben. Du hast an bedeutungslose Dinge gedacht. Du meintest zu lächeln und hast die Staub- und Aschepartikel beobachtet, wie sie um dich herum aufflogen und wieder auf dich niedergingen gleich verbrannten Insekten, denn als man Hallādschs Kopf in den Schatzsaal des Kalifenpalastes brachte, vergingen sein Körper und seine Gliedmaßen vollends in den Flammen des Scheiterhaufens, damit sein gotteslästerliches Fleisch nicht den gesegneten Kern der Erde beschmutzen mochte, und der Scharfrichter verstreute deren Asche im Wind über den ausgestreckten Armen der Menge, welche die Relikte des Märtyrers zu erhaschen versuchte, die Aschepartikel jedoch glitten durch ihre fieberhaften Finger hindurch und stiegen auf Richtung Himmel, bevor sie schließlich in die dunklen Wasser des Tigris zurückfielen. Du folgtest träumend ihrem unsteten Dahinwandern, und auch du wolltest sie mit deinen Fingerspitzen berühren, aber in deinem Kopf war die Sirene beinahe unhörbar geworden, die Zeit hat ihren normalen Verlauf wieder angenommen, du hast den rauen und tierischen Ton deiner ruckartigen Atmung gehört, die dumpfen Anklagen deines dem Todeskampf ausgelieferten Herzens, die Luft war wieder klar geworden, und du hast den Leichnam des Feldwebels Conti erblickt, der gegen dich gedrückt dalag. Du hast undeutliches Wimmern vernommen, das vielleicht das deine war. Du hast dich auf deinen linken Ellenbogen aufgerichtet und hast weitere hingestreckte Leichen entdeckt, die auf derart obszöne Weise miteinander vermengt dalagen, dass du nicht umhinkonntest, noch einmal hinzuschauen. Du hast jählings an Jean-Do gedacht und verstanden, dass er so nahe an der Explosion gestanden hatte, dass es überhaupt keine Chance gab, dass er noch am Leben war, und mit aller Kraft hast du geschaut und versucht, ihn unter den Toten wiederzuerkennen, aber da war nichts wiederzuerkennen, nichts als eine namenlose Schmähung, und du hast dich nach hinten fallen lassen. Du dachtest, dass niemand Trauer tragen würde um ihn. Du hast die Augen über deinem Schwindel geschlossen und als du sie wieder aufschlugst, warst du in einem Krankenhausbett. Eine Schwester stand am Kopfende und hat dir mit strenger Stimme gesagt, dass du bald nach Hause zurückkehren würdest. Sie wusste nicht, dass dies unmöglich geworden war. Sie wusste nicht, dass sie dabei war, dich zu belügen. Sie hielt ihr Mitgefühl für andere als dich zurück. Das Schauspiel deines Leidens ließ ihr das Herz höher springen und sie verbarg es nicht. Sie nahm dir übel, dass du noch am Leben warst, denn du, du warst kein Unschuldiger. Aber es gibt keine Unschuldigen, und keine Schuldigen. Jedes menschliche Leben ist in der blutigen Umarmung Gottes zurückgesandt in seine Unbedeutsamkeit, das Leben der Sieger ebenso wie das der Besiegten.

Du verbrachtest Tage in der Benommenheit des Morphiums, das dich aus deinem Schmerz gerissen hat. Du hattest komplizierte Träume, die dich in den Schatten der Dorfkirche zurückgeführt haben, wo du dich niederknietest, ohne dass es dir gelang, um Verzeihung zu flehen für das, dessen Zeuge du warst, für die Obszönität deines lüsternen Blicks. Du folgtest mit deinen Augen der Schabe, die nun über die Dünen einer riesigen Wüste lief, und die Spuren ihrer winzigen Schritte prägten sich für immer in den Sand wie die Buchstaben eines heiligen Alphabets, das niemand zu entschlüsseln vermag, du fühltest sie über die Laken laufen und über deine Haut, und wie sie sich in deine Nasenlöcher einschmeichelte, und du wachtest für einen Augenblick schlagartig auf, bevor ein weiterer Traum sich deiner ermächtigte. Manchmal warst du ein kleines Kind. Manchmal warst du eine Leiche. Deine. Die des Freundes aus Kindheitstagen. Keine einzige vertraute Stimme ließ ihre Vorwürfe hörbar werden, und deine Gewissensbisse bedeuteten nichts. Manchmal hattest du den Eindruck, dass eine wesentliche Entdeckung dich streifte wie der lauwarme Flügel eines Vogels, bevor sie ins Vergessen schwand. Und obgleich du keine Erinnerung daran hast, geschah es vielleicht über die Süße dieser Vorhöllen, dass du zum ersten Mal zurückgekehrt bist unter die hohen Bögen des Springbrunnens deiner Jugend, nah an Magalis Seufzer, geschützt, in der Zuflucht ihrer Anwesenheit, ohne Schwülstigkeit, ohne Lüge, als könnten die wichtigen Dinge nicht ohne eine gewisse Distanz erfasst werden, und als könntest du ihnen nur im Sinne der unendlichen Wege der Entfernung wirklich nah sein, während alles andere verloren war. Und wenn das der Fall ist, wie ich es dir jetzt bestätige, möchte man meinen, dass der Brief immer schon deine Rückkehr erwartete, um endlich geschrieben werden zu können, und wenn auch hastig, und wenn auch schlecht, das ist ohne Bedeutung, denn Magali hat ihn geduldig aufbewahrt, nahe bei sich, und darauf gewartet, dass durch die Wörter hindurch und ihrer ungeachtet das Wesentliche, das du nicht zu sagen imstande warst und das sie vor Kurzem erblickt hat, erscheinen möge. Es ist spät am Abend. Sie hat sich gezwungen, sich nicht ihrem Computer zu nähern. Sie ließ den Fernseher ausgeschaltet. Sie hat sich im Wohnzimmer niedergelassen, um einen Roman zu lesen, aber ihre Augen gleiten über die Worte, die leblos auf die Seiten zurückfallen, sie muss immer wieder zurückgehen, um den Faden ihrer Lektüre wieder aufzunehmen, den sie beinahe umgehend wieder zu verlieren beginnt. Vielleicht bin ich zu müde, denkt sie. Vielleicht bin ich in einem so winzigen Leben eingesperrt, dass sämtliche Ausgänge, durch die ich mir selbst entkommen könnte, nun vermauert sind. Sie legt den Roman zur Seite. Sie hat ununterbrochen das Gefühl, dass sie etwas Dringendes zu tun hätte, von dem sie nicht aufhört sich abzuwenden, selbst wenn sie überhaupt nicht weiß, was dieses etwas sein könnte. Je stärker sie es herausfinden will, umso stärker entwischt es ihr. Es handelt sich womöglich gar nicht um eine Tat, vielleicht ist es ein einfacher Gedanke, den sie aufnehmen müsste, oder eine Frage, die sie sich stellen sollte, bevor die obskuren Mechanismen, die ihre Existenz regieren, an ihrer statt antworten und sie unabwendbar zum Schweigen gebracht haben würden. Sie weiß nicht, was es ist, aber sie weiß, dass es nicht zu spät ist, denn deinetwegen spürt sie das Gift der Hoffnung in ihren schmerzenden Adern zirkulieren. Das Papier von schlechter Qualität beginnt dort, wo es gefaltet ist, einzureißen. Magali möchte es nicht mehr länger vergeblich lesen, ihre Geduld erschöpft sich, sie möchte endlich entscheiden, was dieser Brief eigentlich darstellt, das Zeichen einer kindlichen Sehnsucht, die sie in keiner Weise betrifft, oder aber eine wundersame offene Bresche in den Mauern ihres Lebens. Sie liest ihn noch einmal, und an diesem Abend, siehst du, blähen sich deine Worte auf und werden rissig wie die fruchtbare Erde eines Gartens, sie quellen über von all der Wahrheit, die du in sie hast legen wollen, die dir entwischt ist und die sie nun aufbrechen lässt, und sie liest, sie liest zunächst ihren Namen, Magali, Magali, und beinahe vermag sie deine Stimme zu hören, die sie aus den nächtlichen Gassen des Dorfes ihrer Mutter her ruft, es ist so kalt, und um dich zu wärmen, hast du nur die stumme Freundschaft eines Hundes und die Erinnerung an ein junges Mädchen, in welchem sie sich voller Rührung wiedererkennt, denn es existiert inzwischen ein Bild von ihr, in welchem sie sich voller Rührung wiedererkennen kann, ein gesegnetes Bild, das auf dich gewartet hat, um zu erscheinen, und sie liest, dass die Welten sterben, ebenso wie eure gemeinsame Welt zu sterben im Begriff ist, du bist dir dessen gewiss, denn du hast die obszönen Zuckungen ihres wollüstigen Todeskampfes gespürt, und sie glaubt dir, selbst wenn sie nicht versteht, wie ihr eine gemeinsame Welt haben könntet, und sie liest, dass euer Dorf diesen Tod schon seit so langer Zeit ankündigt, dass niemand sich mehr erinnert, zu welchem Zeitpunkt seine Häuser zu Gräbern geworden sind, aufgestellt in der Stille ihrer strengen und unheilvollen Schönheit, und Magali sieht die Häuser des Dorfes in der Transparenz des Sommers wieder vor sich, erfüllt vom vergänglichen Lachen, all die Winter, die sie nicht kannte, liefern ihr deren feuchtkaltes Geheimnis, und sie weiß, dass du nicht lügst, sie ermisst, wie schwierig es ist, den exorbitanten Preis der Schönheit zu begleichen, und sie spürt durch ihr Herz das Frösteln einer eisigen Nebelschwade ziehen. Aber inmitten der Friedhöfe, liest sie weiter, bleiben gewisse Dinge für immer lebendig und hören nicht auf zu existieren, wenn die Menschen und die Welten, die sie geboren haben, sterben, sie hören nicht auf zu existieren, dunkel und unzerstörbar, zusammengekauert in den zerbrechlichen Schwingungen der Luft, wie winzige, in der Unermesslichkeit des Traums verstreute Wirklichkeitsparzellen. Etwas von ihr verharrte auf diese Weise nahe dem Springbrunnen und wird nicht sterben, auch wenn sie es vergessen hat, auch wenn sie niemals daran zurückdenkt, du schwörst ihr, dass es wahr ist, du hast dieses Etwas gesehen, sie war so nah, dass es dir womöglich gereicht hätte, die Hand auszustrecken, um sie leicht zu berühren, aber du hast es nicht getan, denn du hattest Angst, die Ewigkeit zu berühren, du hast es vorgezogen, Magali zu schreiben, in der Hoffnung, dass sie nicht vergessen haben möge, hat sie vergessen?, und sie versucht, sich dieser Momente zu erinnern, die sie nah an deiner Seite verbrachte, als sie vom Strand zurückkam und Angst hatte, zu spät zum Abendessen zu erscheinen, oder dass euch jemand erwischen würde, oder dass etwa ihre Küsse zu ungeschickt waren. Aber sie liest, dass es eine Göttin war, die dir das Geschenk der Perfektion ihres Fleisches gemacht habe, da es die Liebkosung deiner Hand entgegennahm, eine antike Göttin, entwichen einer anderen verschwundenen Welt, in der die Götter zuweilen geruhten, sich zu den Toten zu gesellen und ihnen die unauslöschlichen Zeichen ihrer unzweifelhaften Umarmung einzuprägen, und sie glaubt dir noch immer, wenn du ihr schreibst, dass du stets ihr Zeichen getragen habest und sie dir gefolgt sei überallhin, wo du gewesen bist unter der Herrschaft des einen Gottes, dessen Umarmung unendlich erschreckender ist als jene der verstorbenen Götter, denn er ist der Gott der Armeen, der Gott der Schaben und Ratten, der tote Vögel und Kinder mit zerschmetterten Gliedern im Geheimnis seiner Einheit versammelt. Nichts von dem, was du gesehen hast, konnte dich Magali entreißen, liest sie dankbar, denn sie weiß nicht, dass du angefangen hast zu lügen, ebenso wenig, wie du selbst es weißt, sie entflieht den bedrückenden Büros, entflieht dem an der Wand des Konferenzzimmers angebrachten Plakat, das mit riesigen farbigen Großbuchstaben *life is competition* verkündet, damit auch niemand den niederträchtigen Wahrheiten entkomme, und sie ist glücklich darüber, dass du ihr dabei hilfst, sich endlich abzuwenden von all dem, was sie anwidert. Vielleicht wäre sie noch stärker angewidert, wenn sie alles verstehen könnte, was du versuchst, für sie zur Sprache zu bringen, aber sie liest noch einmal, und sie atmet voller Wollust, nein, nichts hat dich ihr entreißen können, und bist du auch von oben bis unten verwandelt und jenseits all dessen, was du ihr zu erklären vermagst, so ist sie jener Teil von dir, der heil geblieben ist. Vielleicht der einzige.

Wenn du deine Mutter ansiehst, hast du noch geschrieben, würdest du sie in allem wiedererkennen, aber es sei nicht mehr deine Mutter, als wärest du noch einmal neu gezeugt worden. Wenn du deine Augen zum Sternenhimmel richtest, würdest du die Sterne deiner Kindheit wiedererkennen, aber es sei, als hätten diese eine winzige Verschiebung erlitten, die sie endgültig haben fremd werden lassen. Alles ist da, und alles ist verloren. Du wusstest nicht, dass man sein Zuhause verlieren kann, wie man ein Ding verliert. Zwischen dir und dem, was deine Bleibe war, gibt es eine feine, unüberwindliche Scheibe, hinter der man dich ins Exil gesandt hat, und du hast Magali geschrieben, dass sie die einzige sei, zu der du noch gehen kannst, zu der du noch gehen willst. Für dich ist alles klar. Das hast du geschrieben. Du bist dazu verdammt worden, zu betrachten. Du kannst inzwischen wahrnehmen, was deinen Augen einst unsichtbar war. Denn indem man dich aus der Welt verjagte, hat man dich von der Frustration und vom Zorn geheilt, die deinen Blick vernebelten, und deine Augen haben sich geöffnet. Aber von diesem Zorn hast du in deinem Brief an Magali nichts erwähnt. Am Ende deines Militärdienstes hast du versucht, dich zu bewerben, aber die Armee hatte nichts von dir wissen wollen. Am Tag, als du Dschibuti hast verlassen müssen, trat Feldwebel Conti ins Zimmer, als du gerade dabei warst, dein Marschgepäck umzuschnallen. Er hat sich auf ein Bett in deiner Nähe gesetzt. Sei nicht enttäuscht. Du hast nichts zu erwarten von der Armee, das muss dir doch klar gewesen sein, nicht wahr? Du hast traurig den Kopf gehoben. Sei nicht enttäuscht, wiederholte er. Du verlierst nichts, ich werde dich nicht vergessen. Du hast ihn angeblickt, ohne etwas zu sagen, und er erklärte dir, dass er in Ruhestand gehen werde und Pläne habe. Er hat dir von Firmen erzählt, die sich um die Sicherheit in Konfliktzonen kümmern und weitaus interessantere Posten anböten als all das, was man zu erreichen sich innerhalb einer Armee erhoffen könne, die sich beinahe vollständig in einen Wust von Funktionären verwandelt habe, und die darüber unaufhaltsam schwächer werden würde. Bald schon würden die Kriege zu Privatangelegenheiten werden, wie sie es in der Geschichte der Menschheit bereits schon einmal gewesen seien. Er bat dich, ihm deine Kontaktdaten zu geben, und er versprach dir, dass er dich, sobald er etwas gefunden haben sollte, anrufen würde. Du hast noch einmal den Kopf gehoben. Ich verspreche es dir, insistierte er, und du hast begriffen, dass du kein Recht hattest, sein Wort anzuzweifeln, denn du warst einer der Seinen und vom ersten Tag an hatte er dich erkannt. Du hättest ihm gern sagen wollen, wie unendlich dankbar du ihm warst, aber du konntest es nicht und hast dich schweigsam von ihm entfernt und dabei versucht zu denken, dass trotz all der Versprechungen, die nicht eingehalten worden waren, es noch immer etwas gebe, auf das du deinen Glauben richten kannst. Du bist noch rechtzeitig im Dorf angekommen, um die Türme in Manhattan einstürzen zu sehen, Hunderte Male hast du dir angesehen, wie die Flugzeuge in sie hineinstürzten und sich auflösten, und du wolltest der Bilder einfach nicht überdrüssig werden, die die Fernseher in Schleifen zeigten, als wollten sie eine Botschaft vermitteln, von der man sich nicht erhoffen konnte, sie auf andere Weise begreifen zu können als nach Ablauf eines unendlichen Gestotters, aber du hast noch so sehr hinschauen können, du hast den unzähligen, gewaltigen oder winzigen Wegen nicht folgen können, die wie Risse vom Wirkungspunkt aus verliefen und deren einer bis hin zu Jean-Dos Leichnam führte, wie er einige Meter von dir entfernt ruhte, dort auf fremder Erde, zu der dir zu folgen du dich bald schon anschicken solltest, ihn zu überzeugen. In der Zwischenzeit bat er dich, von Afrika zu erzählen, aber du hast ihm nichts zu sagen gehabt. Du sahst die Soldaten nach Afghanistan abziehen und dir stockte vor Wut der Atem, du dachtest, du hättest vielleicht, hättest du deinen Militärdienst nur um wenige Monate verschoben, auch das Glück gehabt, mit ihnen zu gehen. Du wusstest genau, dass das nicht wahr war, aber du konntest nicht zur Vernunft kommen, du dachtest, dass du ohnehin niemals die Antworten erhalten würdest, ganz gleich, welche winzige Möglichkeit auch immer ausreichte, um deinen Groll auf unbestimmte Weise zu nähren, und du zürntest deinen Eltern, dass sie waren, was sie schon immer gewesen sind, du zürntest deinen heimatlichen Bergen, dass sie nicht die Hochplateaus Asiens waren, und du zürntest dir selbst, dass du unter einem Himmel ohne Zukunft geboren warst, der dir keine andere Tragödie anbot als das Leben von jemandem leben zu müssen, den du verachtetest. Du hattest versucht, an einigen Wildschweintreibjagden teilzunehmen, aber du hast die kalte Helligkeit der Dämmerung nicht ertragen, nicht das Gebell, nicht das unaufhörliche Warten an einem Posten, der nach feuchter Erde roch, nicht die Scherze der Jäger aus dem Dorf, die unter der kalten Mittagssonne lachend Pastis tranken, während sie umgeben waren von aufgereihten starren Tierleichen, an deren Eingeweiden knurrend die Hunde leckten, und mehr als einmal hatte dein Vater eingreifen müssen, damit ein Streit, den deine schlechte Laune provoziert hatte, nicht ausartete. Du tätest gut daran, dich ein wenig zu beruhigen, wenn du noch mal mit uns mitkommen willst. Du hattest ihm geantwortet, dass du lieber nicht mehr mitkommen wolltest, und du hast dich am Ende beim Erspähen der Amseln wiedergefunden, abends, allein im Olivenhain. Du hast dir keine Fernsehnachrichten mehr angesehen. Die Wut ließ dich körperlich leiden. Du wurdest wortkarg, und allein Jean-Do schien dies nicht zu bemerken. Er hatte ein Diktiergerät gekauft und ließ dich eine Botschaft anhören, die er mehrmals in unterschiedlicher Tonlage aufgenommen hatte, Sie werden Ihre Tochter nur lebendig wiedersehen, wenn Sie uns zwei Millionen Francs geben, in kleinen Scheinen. Er fragte dich, welche sich am professionellsten anhörte. Er fragte dich, wie viel zwei Millionen Francs in Euro ausmachten. Sein Plan war es, die Tochter eines der zahlreichen Stars aus dem Showbusiness zu entführen, die ihre Villen an der Küste haben errichten lassen, kein kleines Mädchen, nein, vielmehr ein Mädchen in eurem Alter, er wollte sich nicht mit einem Gör rumschlagen, das zu beschäftigen er keine Ahnung hatte und das den ganzen Tag über rumheulen würde. Er wusste nicht wirklich, welcher Star eine Tochter hatte, und auch nicht, wie diese zu entführen sei, aber den ganzen Rest hatte er durchgeplant, den Versand seiner Forderungen auf einer Minikassette, um sich am Telefon nicht zu verraten, ein altbewährtes Mittel, um Lösegeld einzutreiben, ohne sich von den Bullen erwischen zu lassen, den Ort, an dem er das Mädchen gefangen halten wollte, wie er sie beruhigen würde mit Erklärungen darüber, dass er ihr um nichts in der Welt etwas antun und seine Androhung niemals ausführen könnte, selbst dann nicht, wenn es schlecht enden sollte, und er stellte sich vor, dass sie von seinem ritterlichen Verhalten betört wäre, dass sie sich ihm anvertrauen, ihm sagen würde, dass ihr Vater, ein Sänger oder berühmter Schauspieler, genau das dreckige Schwein wäre, das zu sein er im Fernsehen den

Eindruck machte, und dass sie immer schon unglücklich gewesen wäre bei ihm, womit sie sich wie verrückt in Jean-Do verlieben und er sie in seinem Versteck ficken würde, bevor er mit ihr abhauen und dank der Kohle dieses Arschlochs von einem Sänger das Leben eines Nabobs führen würde, und er lachte und sagte mit schauerlicher Stimme, wollen Sie Ihre Tochter wiedersehen?, er wollte, dass du seine Ideen großartig findest, und du erinnerst dich, wie er doch so voller Leben war.

Zehn Monate vergingen und du hast angefangen, dem Klingeln des Telefons aufzulauern, aber Feldwebel Conti rief nicht an. Als du dich schließlich davon überzeugt hattest, dass er niemals anrufen würde, schien es, als würdest du die letzte deiner Hoffnungen verlieren, dein Zorn aber hatte sich dennoch nicht gelegt, wie es üblicherweise mit jedem Zorn geschieht, sobald alle Hoffnung verschwunden ist. Du hast deine Neigung zum Vertrauen und zur Bewunderung verflucht, du hast dich umgeblickt und hast nichts anderes gesehen als den Zwang, auf immer hier leben zu müssen, gegen dieses Urteil war nichts mehr zu machen, aber du konntest dich nicht fügen. Zu Sommeranfang hat Jean-Do dir vorgeschlagen, mit ihm zusammen in einem Nachtclub zu arbeiten, der ihn als Türsteher für die Saison eingestellt hat, und du hast Ja gesagt. Ihr habt euch beide in dunklen Anzügen wiedergefunden, um eine schwere Eisentür auf- und wieder zuzumachen und tröpfchenweise eine übererregte Menge junger Leute rein- und rauszulassen. Von Zeit zu Zeit war es notwendig, einen Gang über den Parkplatz zu machen, um zu prüfen, ob alles in Ordnung war. Es war eine zutiefst langweilige Arbeit. Zur Morgendämmerung hast du stets gehofft, zwischen den Gästen, die zurück zu ihren Autos gingen, möchte ein Streit entflammen, aber das ist nur selten vorgekommen. Du zähltest die Stunden, während derer die Soundanlage die Wände hinter dir vibrieren ließ. Du hast auf den Gesichtern der Gäste den Ausdruck ostentativer Lust abgelesen, der dich mit Hass und Missgunst erfüllte. Eines Abends gab Jean-Do dir ein Zeichen, ihm in eine Reihe der Parkplätze zu folgen. Er war einem Typ gefolgt, der nicht aufhörte, in Begleitung von Touristen oder jungen Leuten aus der Gegend immer wieder zwischen dem Nachtclub und seinem Auto hin- und herzuziehen, und er hatte ihn in einem Moment überrascht, da er im Begriff war, eine Kühlbox voller Ecstasy zu öffnen. Der Dealer sah euch flehend an. Macht keinen Scheiß, Jungs, wirklich, macht keinen Scheiß. Sagt nichts. Er hat vergeblich versucht, ein Verwandtschaftsverhältnis mit einem von euch beiden auszumachen oder auch gemeinsame Freunde, hat aber nichts finden können und musste so auf eure Nachsicht pochen. Und wenn wir dir deinen ganzen Mist abnehmen?, fragte Jean-Do. Oh nein! Scheiße, nein! Macht das nicht. Hört zu, ich verschwinde und tauche nie mehr auf, o.k.? Oder ihr lasst mich wiederkommen, und ich gebe Euch so viel, wie ihr wollt, einverstanden? Du hast Nein gesagt. Jean-Do meinte, mal sehen, wie gut ist dein Stoff? Der Dealer fand wieder Haltung und begann, die Qualität seiner Ware anzupreisen, er wies darauf hin, dass seine Kühlbox ein unanfechtbares Unterpfand seiner Ernsthaftigkeit war, und Jean-Do sagte zu dir, dass es dir nicht schaden mochte, dich ein wenig zu entspannen, und ihr habt beide eine Pille eingeworfen. Ihr werdet mir was zu erzählen haben, Jungs, das schwöre ich euch!, versicherte der Dealer. Das hoffe ich für dich, antwortete Jean-Do. Und sei ein wenig diskreter. Du dachtest, dass du die Gelegenheit, dich von dir selbst zu befreien, und wenn auch nur für einen Augenblick, nicht auslassen konntest, aber du warst nicht befreit, im Gegenteil, die Schläge deines Herzens haben dir Schwindel verursacht, und du fandest dich wie von Tausenden unsichtbaren Fesseln festgekettet wieder im unglaublich empfindlichen Netzwerk deiner brachliegenden Nerven, deine Kiefer verriegelten sich zur Grimasse eines Leichengrinsens und du saßest in der Falle deines eigenen Schwerpunkts fest. Du warst ein Stern, der sich auf monströse Weise aufblähte, bevor er dann in sich zusammenfiel, aber du fielst nicht zusammen, du fühltest das wahnsinnig machende Schlagen deiner Augenlider, glittest bei Anbruch der Morgendämmerung unter die Laken, deren Berührung deine Haut wund rieb, und du lagst über Stunden wach in den Nebelschwaden der Erschöpfung, bevor du in einen Schlaf versankst, der dir keine Erholung brachte. Träume, an die du dich nicht erinnertest, vermasselten dir die Hundstage, bis dir der Dealer ein oder zwei Pillen auf dem Parkplatz des Nachtclubs gab. Er behandelte euch wie Freunde, er schlug euch lachend auf die Schulter und du hattest Lust, ihn niederzumetzeln. Tagsüber tat dir die Sonne in den Augen weh, und alles, was du sahst, steigerte deine Wut, die Schlaglöcher auf den

Dorfstraßen, die Mädchen in Badeanzügen, die Autos der Touristen, die mit nervenaufreibender Langsamkeit fuhren, das undurchdringliche Blau des Himmels. Eines Tages, nachdem du vergeblich gehupt hast, damit der Wagen, der vor dir fuhr, sich überholen ließe, hast du ihn mitten in einer Kurve überholt und zum Straßenrand hin zum Stillstand gezwungen. Du bist auf den Fahrer zugestürzt und hast ihn an der Gurgel gepackt. Du erinnerst dich nicht mehr an sein Gesicht, aber du hast seine Ehefrau noch vor Augen, wie sie neben ihm sitzt, ihre von der Sonne geröteten nackten Schenkel, auf denen ein wenig Sand klebte, du siehst ihre verängstigten Augen wieder und die der stummen Kinder, die zusammengeschrumpft auf der Rückbank kauerten. Du hast den Typen losgelassen. Du hast dich wieder hinter dein Lenkrad gesetzt, und deine Hände zitterten. Du musstest etwas finden gegen deinen Zorn. Du hast bedauert, dass merkwürdige Hemmungen, deren Sinn du nicht verstanden hast, dich davon abgehalten hatten, diesen Mistkerl, der meinte, die ganze Welt hätte sich seinem Ferienrhythmus anzupassen, zu schlagen, und du hast dir sein geschwollenes Gesicht vorgestellt und das Geheule seiner Frau und das seiner Knallköpfe von Bälgern, und du hättest beinahe geweint. Du hast dich den ganzen Tag über beschmutzt gefühlt von den niederträchtigen und köstlichen Gedanken, die das Ecstasy nicht hat unschädlich machen können, gegen ein Uhr früh hast du einem jungen Mann einen Faustschlag versetzt, der dich gefragt hat, warum du ihm den Eintritt verwehrt hast. Er war da, in der Schlange, zusammen mit einem lustigen Mädchen, das ihn in den

Nacken küsste, und als er auf deiner Höhe angelangt war, hast du gesagt, nein, du kommst nicht rein. Als er auf dem Boden lag, hast du ihn getreten, er kroch davon, um dir zu entkommen, du hattest den Eindruck, als würde sich in der Tiefe deines Bauches etwas lösen, du hast versucht, ihm die Hände zu zerquetschen, du konntest dich nicht davon abhalten zu lächeln, du hast deine Zähne und Knochen vibrieren gespürt und bist schließlich auf Jean-Do losgegangen, der dich anbrüllte aufzuhören. Gegen zwei Uhr morgens ist der Dealer aufgetaucht, um euch zwei weitere Pillen zu bringen, und in der Morgendämmerung dann, als du dich mit Jean-Do zu deinem Auto begeben hast, hast du ein mitten auf dem leeren Parkplatz im Schneidersitz hockendes Mädchen gesehen, das seine verlorenen Augen zur aufgehenden Sonne gerichtet hielt. Es war furchtbar klamm, und du sahst, wie sie vor Kälte zitterte. Als ihr euch ihr genähert habt und sie euch anblickte, hast du den Abgrund ihrer Pupillen gesehen und auf ihrem Gesicht ein Lächeln, das identisch war mit dem euren. Auf was wartest du? Wohin willst du? Sie antwortete, dass sie auf nichts warte und dass sie dorthin wolle, wohin ihr beide sie gern bringen mochtet. Später dann hast du ihren Körper angeschaut, wie er sich über den von Jean-Do schlängelte, wie er sich in die von heißem und saurem Schweiß getränkten Laken wand, aber gesehen hast du nichts, du warst den äthiopischen Huren, die du ein Jahr zuvor verlassen hattest, näher als diesem unbekannten Mädchen, das sich dir zudrehte, um dich in ihre Arme zu schließen, du hast ihre Fingernägel in deinem Fleisch gespürt und der Zorn verschonte dich mit nichts, du hattest Lust, ihr weh zu tun, du hast Jean-Dos heiteres Gesicht nur wenige Zentimeter vor dir gesehen, es war furchtbar heiß, deine Nasenlöcher waren angefüllt vom Gestank eines brunftigen Tieres, obgleich doch nichts anderes im Zimmer war als die Zuckungen überdrehter Maschinen, du hörtest die unter erhöhter Spannung stehenden Rädchen deines seelenlosen Körpers kreischen, und du hofftest, dass du dich bald vollkommen ausklinken würdest, aber du bist, ohne es gemerkt zu haben, eingeschlafen, und beim Aufwachen lagt ihr alle drei noch immer ausgestreckt da, gleichgültig gegen die Fürsorge oder Abwesenheit Gottes. Das Mädchen kleidete sich an und bat euch, sie zurück in die Stadt zu bringen. Jean-Do machte ein schwaches Zeichen mit der Hand. Ich bin ausgebrannt. Trampe! Sieh zu, wie du zurechtkommst. Sie ist los, ohne etwas zu sagen. Du hast sie am Straßenrand eingeholt, am Ausgang des Dorfes. Als du sie in der Stadt abgesetzt hast, hat sie dich auf die Wange geküsst und ist gegangen. Unter der Dusche hast du an deiner Haut geschnüffelt, du hast geprüft, ob du an ihr den Geruch deiner Eltern wiedererkennen würdest, und du hattest den Eindruck, ihn bereits zu riechen. Du hast das Wasser stärker aufgedreht. Am Abend dann hast du darauf gewartet, dass in der Warteschlange das unbekannte Gesicht desjenigen erscheinen mochte, der dir erlauben sollte, deine Wut abzuleiten, und als du ihn erkannt hast, hast du geduldig darauf gewartet, dass er auf deiner Höhe anlangte, um deinen Schlag mit übermäßiger Gewalt zu platzieren, die doch nur einen winzigen Teil dessen zum Ausdruck brachte, was sich in dir verzehrte, und am nächsten Abend hast du wieder damit angefangen, und so auch am übernächsten, denn die vergängliche Erleichterung, die du dir auf diese Weise verschafftest, war umgehend vom Mitleid und den Gewissensbissen verdorben, die dir keine andere Wahl ließen, als wieder von vorn zu beginnen.

Der Besitzer des Clubs hat dich am späten Nachmittag zu sich zitiert. Er hat dich in seinem Büro empfangen, in Begleitung zweier anderer Männer mit rasiertem Schädel, die dich nicht grüßten. Was ist los mit dir? Ich bezahle dich nicht dafür, hier Scheiße zu bauen, ich bezahle dich dafür, dass hier kein Scheiß passiert. Kannst du das verstehen? Wirst du aufhören, Mist zu bauen? Du hast ihn angesehen und wusstest, dass er eine Entschuldigung von dir erwartete sowie die Versicherung, dass du dich wieder fangen würdest, aber das lag jenseits deiner Kräfte. Du fühltest dich erschöpft. Du hast einen Seufzer ausgestoßen. Wir sind alle Nutten. Wir machen Nuttenarbeit. Einer der rasierten Schädel machte eine Bewegung auf dich zu, und der Besitzer hielt ihn mit einer Geste zurück. Du beschimpfst mich als Nutte? Und du verdrischst die Kunden, um zu beweisen, dass du keine Nutte bist? Ist es das? Du hast mit den Schultern gezuckt. Genau das willst du. Er rieb lange Zeit seine Hände gegeneinander. Würde ich dich nicht schon kennen, seit du ganz klein bist, würde ich deine Eltern nicht kennen, ich versichere dir, ich würde dir beibringen, was Leben bedeutet. Das wird so nicht passieren. Aber du wirst dich hier jetzt ganz einfach verziehen, zu dir nach Hause gehen und niemals mehr deinen Fuß hier rein setzen. Du hast ihn angelächelt. Ich scheiß auf dich. Ich brauche deine Nuttengunst nicht. Er brüllte, setzt mir diesen kleinen Scheißer endlich an die Luft!, und die rasierten Glatzen haben dich bäuchlings platt auf den Asphalt des Parkplatzes geworfen. Der Sommer neigte sich seinem Ende. Jean-Do besorgte weiterhin Ecstasy-Pillen für dich. Du schlepptest deine Erschöpfung zwischen Dorf und Meer hin und her. Dein Gesichtsfeld verzerrte sich. Du warst grauenerregend mager. Im September bist du ins Kino gegangen und hast eine halbe Stunde vor Filmbeginn eine Pille eingeworfen, in der Hoffnung, der Effekt möge dich in den Sessel drücken. Du hast den Dschungel brennen sehen, während Martin Sheen eine Zigarette rauchte, und bist an seiner Seite flussaufwärts gefahren, bis er schließlich verblasste und verschwand, um dich seinen Platz einnehmen zu lassen. Du warst es, dem Aurore Clément eine Opiumpfeife hinhielt, während sie dir die Wange streichelte, und du warst es, dem gegenüber sie von ihrem verstorbenen Mann sprach und von den unheilbaren Verletzungen ihres Herzens, du warst es, dem sie anvertraute, dass er nicht mehr wusste, ob er ein Tier war oder ein Gott, und du hast die Augen unendlich weit aufgerissen, als sie sich zu dir beugte, um dir mitzuteilen, aber Sie sind beides, Hauptmann, Sie sind beides, und du hast deine Finger ausgestreckt, um ihre Brüste durch die transparenten Stoffe hindurch zu berühren, und du hast dich mit deinem unversehrten Zorn inmitten der Trümmer all der verratenen Versprechungen allein und halluzinierend auf den

Straßen wiedergefunden, auf denen noch einige Touristen waren. Du hast die ganze Nacht über im Dorf darauf gewartet, dass Jean-Do von der Arbeit zurückkommt. Als er ankam, hast du vor seinem Haus auf der Straße gesessen, er ging auf dich zu und lächelte, und du hast angefangen zu weinen, ohne Traurigkeit, ohne Grund, als hätte dein Körper eine autonome Existenz beansprucht und sich geweigert, Klarheit über sein Funktionieren zu verschaffen. Jean-Do hat sich zu dir gesetzt und dir seine Hand auf die Schulter gelegt. Gut, wir müssen mit unseren Dummheiten aufhören, meinst du nicht? Du hast genickt, um dein Einverständnis zu signalisieren, da du nicht aufhören konntest zu weinen. Du hast dich in den Winter versenkt und hast dich an Gott erinnert, du hast ihn darum gebeten, dir die Abschwörung zu bewilligen, aber er hat dich nicht erhört. Jean-Do entwarf dutzendweise kriminelle oder fantastische Pläne, ohne je das Bedürfnis zu zeigen, sie umsetzen zu wollen. Er nahm eine ungesicherte Arbeitsstelle nach der anderen an, half seinem Vater, dessen Garten zu bestellen oder Schweine zu schächten, und nichts fraß seine Sorglosigkeit an. Du hast ihn neidvoll angesehen. Du hast angefangen dich zu wundern, wie es möglich sein kann, derart lange von der Hoffnung gefoltert zu werden, ohne dass sich etwas ändert, als zu Beginn des darauffolgenden Sommers deine Mutter dir den Telefonhörer hinhielt. Für dich. Als du die Stimme von Feldwebel Conti hörtest, hast du gerade noch Zeit gehabt zu ermessen, was diese Monate gewesen sein mochten, die du gerade erst verlebt hast, und schon waren sie schlicht und einfach ausradiert. Du hast dich gegen die Wand gelehnt und zu ihm gesagt, ich wusste, dass Sie anrufen würden. Als er sprach, waren seine Worte exakt jene, die du dir erträumt hattest. Die wundersame Opfergabe des Chaos. Personenschutz von Diplomaten, Industriellen, Politikern. Gebäudesicherheit, Sicherheit ganzer Viertel. Alles, was du wolltest. Sehr gut bezahlt. Sehr gefährlich. Du warst voller Begeisterung, ja sicher. Wo? Er lachte. Schaust du niemals Nachrichten? Nein. Gebe es Arbeit für deinen besten Freund? Feldwebel Conti fragte, ob er militärische Erfahrungen habe. Als du Nein geantwortet hast, hat er gesagt, dass es zwar möglich sei, dass er sich aber mit den uninteressantesten Aufgaben zufriedengeben müsste, Aufgaben, die keine besondere Fähigkeit verlangten. Wahrscheinlich an einem *checkpoint.* Du sagtest ihm, dass du ihn wegen deines Freundes auf dem Laufenden halten würdest, dass er aber auf dich bereits jetzt zählen könne. Als du Jean-Do das Gehalt nanntest, stieß er einen Aufschrei der Verwunderung aus, bevor er dir um den Hals fiel. Manchmal würdest du gern sichergehen können, dass du dich nicht damit zufriedengegeben hast, seine Freude mit ihm zu teilen, und auch wenn du dich erinnerst, ihm signalisiert zu haben, wie äußerst gefährlich es war, so würdest du dich vor deinem inneren Auge doch gern deutlich sagen sehen, Jean-Do, wir laufen Gefahr zu sterben, verstehst du, wir laufen wirklich Gefahr zu sterben, aber es gibt dergleichen nicht vor deinem inneren Auge zu sehen, so durchdringend dein Blick auch geworden sein mag, gewisse Dinge müssen auf immer verborgen bleiben. Dem ist so, glaube mir. Übrigens betrifft dich dies die meiste Zeit über nicht. Der Schmerz, deinen Freund verloren zu haben, liegt da wie ein materieller Körper, den du anfassen, untersuchen, manipulieren kannst, und der kein Teil mehr von dir ist. Die langen blutleeren Monate durchziehen dich nicht mehr, sie ziehen schlicht und einfach vor deinen Augen dahin. Du bist rein geworden und selbst blutleer, und die Stimme deiner Mutter, die dir mitteilt, dass es einen Anruf für dich gab, hat soeben eine lange Wartezeit aufgehoben, die jener ähnelt, die du bereits kanntest, deren Sinn sich aber vollkommen verändert hat. Es ist das Mädchen vom Russen. Sie möchte, dass du sie zurückrufst. Sie hat eine Telefonnummer hinterlassen. Es gibt niemanden mehr, mit dem du deine Freude teilen könntest, aber du brauchst niemanden. Nachdem du mit Magali gesprochen hast, reservierst du dir deine Tickets für Schiff und Zug und sagst deinen Eltern, dass du wegmüsstest, du wüsstest nicht, für wie lange. Du hast deinem Vater das Versprechen abgenommen, sich um den Hund zu kümmern und daran zu denken, ihn zu streicheln. Streicheleinheiten verderben Jagdhunde, weißt du. Ja, Papa, ich weiß, aber der hier jagt keine Wildscheine mehr, er ist in Rente, sei also gut zu ihm, bitte, und du fragst dich, ob er deinen Anweisungen Folge leisten werde, während du die winzige Duftrauchspirale beobachtest, wie sie vom Räucherstäbchen aufsteigt, das auf dem Nachttisch verglüht. Magali liegt quer über dem Bett. Sie berührt ganz zärtlich deinen Bauch, deine Brust und deine Schulter mit ihrer nackten Fußspitze. Sie kniet sich vor dir hin. Sie streichelt dein Gesicht, küsst deine Augenlider, und richtet sich wieder auf, um dich anzulächeln. Sie schmiegt sich an dich und hat gerade in deinen Nacken geatmet. Es ist Samstag, später Nachmittag. Draußen ist es bereits dunkel, und ein feiner Regen hat sich über die Stadt gelegt. Magali erhebt sich und schaltet ihr Handy ein. Sie hört ihre Nachrichten ab und legt wieder auf, wobei sie verärgert seufzt. Scheiße. Du lehnst dich gegen das Kissen und zündest dir eine Zigarette an. Was ist los? Sie setzt sich wieder zu dir und drückt dich an ihre Brust. Sie erzählt dir, was mit Nicolas Rummelhart passiert war, und berichtet dir von den unaufhörlichen Nachrichten und von ihrer verstörenden Unfähigkeit, ihn loszuwerden. Sie spricht langsam, wählt die Worte sorgfältig und blickt dich an. Sie möchte, dass du die Wahrheit kennst. Sollte dies aus Stolz heraus geschehen, so ist es nicht schlimm, sie möchte mit dir zusammen stolz sein. Sie sagt, dass sie ihn bald anrufen werde, um ihm zu sagen, dass er sie in Ruhe lassen solle, morgen, vielleicht, aber nicht heute, sie möchte nicht, dass er teilhabe an diesem Tag, es gibt keinen Platz für ihn. Sie nimmt deine Hand und legt sie auf ihre Brust. Sie küsst dich noch einmal und sagt, dass es Zeit sei, euch zurecht zu machen. Ihr solltet mit einigen ihrer Kollegen in ein Restaurant gehen und später dann in einen Nachtclub. Als sie erfuhr, dass du kommen würdest, hätte sie es beinahe abgesagt. Sie konnte es sich leisten, dem Ritual ihrer Wochenenden zu entkommen. Ausnahmsweise musste sie ihre Einsamkeit nicht mit anderen Einsamkeiten vermengen, die der ihren so ähnlich sind. Aber das ist eben mein Leben, dachte sie, und die Aussicht auf deine Ankunft hat sie mit einem solch arglosen Verlangen nach Wahrheit erfüllt, dass sie unwiderruflich entschied, an diesem Abend teilzunehmen, gemeinsam mit dir. Ihre Kollegen wissen nichts von all den Sommern ihrer Kindheit im Dorf, und du, du weißt nichts von ihnen. Zwischen euch gibt es eine Kluft, und um dies nicht zu vergessen, hat Magali entschieden, dich mitzunehmen, denn diese Kluft, die ist sie selbst. Wenn es sie glücklich stimmt, dich das noch so junge Mädchen vom Brunnen wieder antreffen zu lassen, dann möchte sie gern, dass dies auch durch jene hindurch geschieht, zu der sie inzwischen geworden ist, denn heute Abend liegt es an dir, ihre Kohärenz und Einheit zu besiegeln.

Ihr geht die Straße entlang, eng aneinandergeschmiegt unter einem Regenschirm, folgt einem Fluss, dessen schmutzige Wasser unter geschwärzten Steinbrücken dahinfließen. Da ist eine kleine Backsteinkirche und weiter hinten, auf dem Rathausplatz, beleuchten Straßenlaternen traurig das feuchte Kopfsteinpflaster. Es ist wirklich eine furchtbare Stadt!, sagt Magali und beginnt zu lachen, glücklich darüber, dass dies überhaupt keine Bedeutung mehr hat. Als sie das Restaurant betritt, wird sie ihrer Kollegen gewahr und hofft einen Augenblick lang, dass der Abend nicht ungut verlaufen werde. Aber sie benötigt die Wahrheit, und sie ist voller Hoffnung und Tapferkeit und grüßt entschlossen mit der Hand. Magali stellt dich vor, indem sie erzählt, dass ihr euch von Kindheitstagen an kennt, sie begrüßen dich, und beginnen über ihre Arbeit zu sprechen, über unrealistische Ziele, die ihnen die Direktion vorgeschrieben hat, über einen Berater, der Gefahr läuft, gekündigt zu werden, wenn er sich nicht sehr bald wieder fängt, und Magali achtet darauf, dass du alles richtig verstehst, sie erklärt die versteckten Andeutungen, erzählt die ganze Episode, deren undeutliche Wachrufung alle auflachen lässt, und sie legt ihre Hand auf die deine und wirft dir vor lauter unruhiger Aufmerksamkeit überbordende Blicke zu. Sie versucht, die Unterhaltung auf das Dorf zu lenken, sie spricht über das Haus ihrer Mutter, über die Schönheit der Landschaften, sie sagt, dass du dort aufgewachsen bist, dass du dort viel mehr zu Hause bist, als sie es jemals war, und die Bereichsleiterin, die niemals zu zeigen verpasst, wie sehr sie doch, seit sie in Scheidung lebt, der Zukunft zugewandt ist und an allen Wochenenden lange ausgeht, fragt dich, ob du nicht interessante Ferienhäuser für den kommenden Sommer kennen würdest. Sie sprechen nun über Ferien, über Strände, an denen die Sonne im Winter scheint, und einer von Magalis Kollegen, derjenige, der darauf besteht, die Hemden mit kurzen Ärmeln zu tragen, fragt dich schließlich, was du beruflich machst. Du sagst, dass du eine Zeitlang im Sicherheitsdienst gearbeitet hast, dass du aber im Moment nichts mehr machst. Er bittet dich um genauere Details, die du ihm lieferst. Alle hören dir zu. Dann also ist dein Job Söldner? Kann man das so sagen? Du schenkst dir Wein nach. Kann man so sagen, ja. Jetzt stellen sie dir Fragen und Magali stellt mit Erleichterung fest, dass du bereitwillig antwortest. Hattest du keine Angst vor Entführungen? Es finden da ja im Augenblick massenweise Entführungen statt. Du erklärst, dass Leute wie du, die keinen Wert besitzen und niemanden interessieren, nicht entführt werden. Man tötet sie. Eine junge Frau fragt dich, ob du Angst vor dem Tod gehabt hättest. Die Bereichsleiterin sagt, dass es hart gewesen sein muss für dich, und lässt einen kleinen Seufzer der Sympathie laut werden. Du schiebst deinen nicht einmal halbleeren Teller zur Seite, und bestellst einen doppelten Whisky. Ich habe auch vorher schon getrunken, macht euch keine Sorgen. Du lächelst ihnen freundlich zu, und sie lächeln zurück, und Magali versteht mit einem Mal, da sie euch zusieht, dass sie sich am untersten Ende deiner Werteskala befinden, so wie du am untersten der ihren stehst, und dass sich dessen alle von Anfang an bewusst waren, bis auf sie, aber der Himmel wird sich nicht öffnen und kein einziger Erzengel wird kommen und feierlich verkünden, welche dieser Skalen die gute ist in Hinsicht auf die ewigen Erlassungen der göttlichen Allwissenheit. Es müsste das Abendessen verkürzt und gegangen werden, aber sie kann sich dazu nicht durchringen, da sie die absurde Hoffnung noch nicht aufgegeben hat, dass sich die Dinge von allein regeln. Du sagst, dass du nicht häufig an den Tod gedacht hast, und dass du, wenn du an ihn gedacht hast, dir zu sagen versucht hast, dass es sich um ein berufliches Risiko handelte, und du fügst hinzu, dass die Gefahr zu sterben, insofern du dies um dich herum hast feststellen können, im hohen Maße von der weitaus konkreteren und aufregenderen Perspektive zu töten wettgemacht worden sei, und du sprichst über die hysterische Freude der amerikanischen Soldaten, die als Patrouillen fortzogen und dabei erregt waren wie junge Hunde vom Geruch des Blutes, ohne auch nur eine Sekunde daran zu denken, dass es womöglich der Geruch ihres eigenen Blutes war, den sie mit Wolllust einatmeten, und du sagst, dass nach Wochen der Ekstase oder panischen Angst der Tod sich im Endeffekt schlicht und einfach als das gebe, was er ist, ein unfehlbarer Vorgang, zufällig, monoton und unendlich lächerlich. Magali sieht sich die Reste auf den Tellern an, die Fettablagerungen an den Rändern der Gläser. Sie wird sich der Stille gewahr und ihres Schwindels. Du meinst also, dass das Ende eines Menschenlebens keinerlei Bedeutung habe?, fragt der Typ mit dem kurzärmeligen Hemd. Du zuckst mit den Schultern. Das ist die Wahrheit. Es hat keinerlei Bedeutung. Sprich für dich, sagt der Typ, ohne sich noch länger um Höflichkeit zu bemühen, für dich oder für die Leute, mit denen du Knete gescheffelt hast auf dem Elend der Welt. Wenn es euch Freude bereitet zu denken, dass eure Leben nichts wert sind, dann mag das vielleicht wahr sein. Aber verallgemeinere hier nicht. Magali schließt die Augen, während sie davon träumt, dass du nicht antworten wirst, aber sie hört dich antworten, es gilt für alle, dich inbegriffen, dein Leben hat keinen Wert. Nicht einen Pfifferling. Und deine Meinung zu diesem Thema ist ebenfalls keinen Pfifferling wert. Am anderen Ende des Tisches äußert jemand eine Überlegung zur amerikanischen Außenpolitik und die Zukunft der Demokratie, und du willst schon den Mund öffnen, aber Magali beugt sich zu dir, ich bitte dich, sag nichts, gib dir Mühe und halt den Mund. Bald schon scheint niemand mehr von dir Notiz zu nehmen. Die

Minuten vergehen und Magali sieht, wie du dich auf deinem Stuhl zusammenkrümmst, die Hand um dein Whiskyglas gekrampft, und sie hat den Eindruck, dass dein schweigender Rückzug immer drückender wird und mit seinem Gewicht die Äußerungen infiziert, die um dich herum ausgetauscht werden über die Anforderungen von Headhuntern, Wintersportarten, oder die Globalisierung der Wirtschaft. Dein Blick ist ausdruckslos, Magali aber glaubt in ihm eine unerträgliche Ironie aufzuspüren. Beim Verlassen des Restaurants sagt Magali zu ihren Kollegen, dass sie Geld abheben müsse und dass ihr ihnen in den Nachtclub nachfolgen werdet. Sie wartet darauf, dass sie fort sind. Du hast kein Recht, sie zu verachten. Du versicherst ihr, dass du niemanden verachten würdest, aber sie glaubt dir nicht, sie sagt, es gebe nichts Leichteres als Leute ins Lächerliche zu ziehen, dass es aber unumgänglich sei, dass sie sich an ihre Arbeit binden und diese ernst nehmen, wie denn sollten Menschen leben, wenn sie unfähig wären, dem, was sie tun, Bedeutung beizumessen?, wie hast du selbst gelebt?, und du machst sie darauf aufmerksam, dass du dieses Thema noch nicht einmal zur Sprache gebracht hast, aber sie hört dir nicht zu, ich habe dich gesehen, wiederholt sie, ich habe dich gesehen, und je länger sie spricht, desto mehr gerät sie in Zorn, man muss doch etwas Wohlwollen zeigen, alle haben das Recht auf ein wenig Wohlwollen, nicht nur du, die anderen eben auch, du kannst zu den Leuten nicht sagen, dass ihre Leben nichts wert sind, du kannst die Welt nicht einfach so verurteilen, und ein weiteres Mal fühlt sie sich überfließen von einer unerklärlichen geschwisterlichen Liebe für ihre Kollegen und plötzlich ist sie traurig und desillusioniert, da du einen Teil von ihr zurückgestoßen hast. Im Nachtclub versucht sie wieder ein wenig zu ihrer guten Laune zurückzufinden. Die Bereichsleiterin erzählt ihr, was ihr Ehemann sich noch alles ausgedacht hat, um ihr das Leben zu verpfuschen, und sie hört ihr zu, während sie von Zeit zu Zeit in deine Richtung blickt. Du trinkst zwei oder drei Gläser und verlässt den Raum. Nach einer Stunde bist du noch immer nicht zurück. Magali hat Angst, dass du endgültig gegangen bist, aber sie sieht deine Jacke auf der Bank liegen. Sie macht die Runde durch den Club, sucht dich an der Bar, auf der Tanzfläche, in den Toiletten. Du bist nirgendwo und sie beginnt, ernsthaft unruhig zu werden. Sie sieht schließlich draußen nach. Es regnet noch immer. Du sitzt auf der Bordsteinkante, ein leeres Glas in der Hand. Du bist durchnässt. Das Wasser rinnt über dein Gesicht. Magali nähert sich dir. Du blickst zu ihr auf. Den anderen Typen hättest du anrufen sollen. Das hätte weniger Probleme bereitet. Den anderen Typen, nicht mich. Sie legt ihre Hand auf deine Wange. Nein, auf keinen Fall. Du bist es. Ich pfeife auf die Probleme, die das mit sich bringt. Ich werde deine Jacke holen und wir gehen nach Hause. Du willigst ein. Ich wollte, dass du weißt, was ich tue, was ich bin, das ist alles. Ich war nur enttäuscht darüber, dass es nicht so gut ablief, wie ich es gern gehabt hätte. Das ist idiotisch. Verzeih mir. Du willigst wiederum ein.

Am nächsten Tag glühst du vor Fieber und hörst nicht auf zu zittern. Magali ist nah bei dir, und du drückst ihre Hand. Du verbringst den Tag im Halbschlaf, und als du aus ihm erwachst, rufst du nach Magali, du bittest sie, näher zu kommen, du suchst wieder nach ihrer Hand, und du sagst unzusammenhängende Dinge zu ihr, die sie zu verstehen versucht, du redest vom wie Lehm gekneteten Fleisch der Menschen und von den unermesslichen Wüsten der Liebe Gottes, du hörst nicht auf zu fragen, wie nur würde er es tun?, wie nur könnte er es tun?, wie nur würde er uns seine Liebe bekunden?, und du möchtest, dass Magali bei dir bleibt und sie sagt Ja. Ich verlasse dich nicht. Sie küsst deine Stirn, sie entkleidet sich und drückt sich nackt an dich, sie umschlingt dich mit ihren Armen und Beinen und zieht dich mit deinem Fieber und der gesamten, Fratzen schneidenden Armee deiner Dämonen an sich heran, bis du endlich friedlich schläfst. Am Morgen geht es dir ein wenig besser. Sie zieht sich an, um zur Arbeit zu gehen. Bis heute Abend. Du bedeutest ihr, dass sie näherkommen möge. Du nimmst sie in deine Arme, du sagst ihr, dass du noch einmal ihren Atem in deinem Nacken spüren möchtest, und du lässt sie ziehen. Den ganzen Tag über denkt sie an dich. Sie macht sich darüber lustig, dass du dich nicht mit ihren Kollegen verstehst. Der Gedanke, dass du bei ihr auf sie wartest, lässt ihr Herz manchmal schneller schlagen, und als sie nach Hause kommt, bist du fort und deine Sachen sind nicht mehr da. Sie sucht die Zeilen, die du ihr hinterlassen haben musst, sie denkt, dass ein Luftzug sie sicherlich herumgewirbelt habe, und schaut unter den Möbeln nach, sie sucht überall, aber es sind nirgends Zeilen zu finden. Sie setzt sich auf den Bettrand. Sie ist erschöpft. Ihre Beine sind taub, und in ihrem Mund schmeckt der Speichel nach Galle. Es scheint ihr, als sei ihr Geist vollkommen leer, und es heißt nun für sie, sich vergeblich vorzustellen zu versuchen, was sie wohl in den kommenden Minuten werde tun können, damit sie endlich den Schmerz verspürt und ihr die Demütigung das Herz zerreißt. Sie eilt zum Telefon, legt aber umgehend wieder auf. Du wirst nicht vor dem kommenden oder übernächsten Morgen bei dir zu Hause sein, zwei Worte, die plötzlich keinen konkreten Sinn mehr ergeben, und es ist niemand da, der ihr eine Erklärung geben könnte. Sie versucht sich einzureden, dass du sie später vielleicht anrufen würdest, sie weiß mit Gewissheit, dass du es nicht tun wirst, aber gleichwie, für den Augenblick ist das Erwarten die einzige Form, mit der sie die Zukunft ins Auge fassen kann. Sie fragt sich, wie du ihr das hast antun können, sie möchte gern wissen, in welchem Moment du wirklich du selbst warst, als du ihr so fest die Hand gedrückt oder die Tür zur Wohnung hinter dir zugezogen hast, um zu verschwinden, ohne ihr auch nur die Möglichkeit zu geben, zu verstehen warum, und sie fürchtet, dass du niemals du selbst gewesen bist, denn jeder Mensch ist ein Abgrund und ruht im tiefen Grund seiner selbst, dort, wo ihre Träume von Kohärenz und Einheit mit ihr verschmolzen waren. Einen Moment lang wünscht sie sich, dass du von Gewissensbissen zerfressen würdest, aber sie hat dich gesehen, sie weiß, dass du schon längst von etwas Schlimmerem zerfressen bist, und es gelingt ihr nicht, dir Böses zu wünschen. Sie müsste dich in die Ferne ziehen lassen, aber sie kann sich damit nicht abfinden, ebenso wenig, wie sie sich vorzustellen vermag, wie sehr du ihr fern bist. Seit einigen Tagen bist du zurück im Dorf und durch die Zweige der Olivenbäume hindurch betrachtest du den Himmel. Weit hinter dir grollt ein Unwetter in den Bergen und die Gipfel sind versunken in schweren, dunklen Wolken, hier aber ist der Himmel von einer perfekten Klarheit. Der Hund spielt mit einem Stück dürrem Holz und knurrt vor Freude und bellt ab und an zu dir herüber. Du hast es vermieden, in die Nähe des Springbrunnens zu gehen. Lass die Ewigkeit dort, wo sie ist. Sich ihr nicht zu nähern, ist die einzige Form, sie zu erhalten, denn es ist der Verlust und die Entfernung, in denen du dich am nächsten bei dem hältst, was verloren und für immer unzugänglich ist. Es gibt keine Erwartung, keine Träume, keinen Lebensschwung, sondern schlicht und einfach die kristallklare Milde dessen, was überdies gegeben ist. Du fühlst dich leicht und rein, und beinahe glücklich, wie du es in Damaskus gewesen zu sein dich erinnerst, kurz vor dem Attentat, während jener mit Jean-Do und dem Serben verbrachten zehn Tage.

Ihr hattet das Gewühl der Grenze hinter euch gelassen, die Tausenden Flüchtlinge, die nach Syrien flohen und jene, die es nur für die Zeit weniger Stunden verließen, die nötig waren, um ihre Visa erneuern zu lassen und sich der langen Warteschlange derer anzuschließen, die hineinwollten. Ihr hattet die hasserfüllten Blicke mit Verdrossenheit ertragen. Ihr wart der Gesichter dieser Menschen müde gewesen. Ihr hattet eben erst eure Sachen im Hotel abgestellt und seid durch den Suk gezogen, ohne etwas anderes zu machen als zu schauen, wie wohl das Leben in einer Stadt wirken mochte, die vom Krieg verschont war. Unweit der Überreste des Jupitertempels näherte sich euch ein Mann und schlug euch vor, euch als Führer zu dienen. Da er kaum Französisch sprach, redete er mit dem Serben auf Englisch, der es übersetzte. In der Umayyaden-Moschee liefen Kinder lachend einander hinterher, eine Gruppe auf dem Boden sitzender Frauen hörte einem Imam zu, der ihnen Hygiene- und Diätenratschläge erteilte, einige Männer, den Touristengruppen gegenüber gleichgültig, knieten voller Eifer nieder, und ihr habt euch einen Weg durch die Betenden gebahnt, durch das Klicken der Fotoapparate und die Freudenschreie, die hinaufstiegen zur Stille Gottes. Der Führer hat euch zur Medina geschleppt, und ihr seid an den zerschlagenen Türen der Synagogen in den menschenleeren Straßen des jüdischen Viertels vorbeigekommen, und Jean-Do, der sich furchtbar langweilte, wollte zurückgehen in den Suk, um seinen Eltern Geschenke zu kaufen. Er kam zurück ins Hotel mit Taschen voller Wasserpfeifen, Kissen, Lampen, Steingut, Kelims, Tüchern und angeblich alten Kalligraphien. Er hat dir eine Silberhalskette geschenkt, in die blaue Steine eingefasst waren, und einen verzierten Dolch. Das ist für deine Mutter. Und das für deinen Vater. Es wird ihnen Freude bereiten. Du hast ihm gedankt und es dir einen Moment lang übelgenommen, nicht selbst daran gedacht zu haben. Was aber konnten diese Gegenstände ihnen schon sagen? Nach Jean-Dos Tod hast du sie, als du zurück ins Dorf gekommen bist, deinen Eltern nicht übergeben, und all die Geschenke, die er für die Seinen bestimmt hatte, hast zu ebenfalls zurückgelassen. Du hattest nicht das Gefühl, ihn zu verraten. Er hatte sie nicht gekauft, damit sie seine eigenen Reliquien werden würden, unerschöpfliche Quellen des Schmerzes und des Kummers. Nachdem euch der Führer einen Ort angewiesen hatte, wo ihr Alkohol habt finden können, habt ihr euch mit ihm für den Folgetag verabredet. Ihr habt den Abend in einer erstaunlich belebten Bar in der Nähe des Sonnentors verbracht. Jean-Do hat die jungen Mädchen angeschaut und sich permanent umgesehen. Der Serbe und du, ihr habt in aller Stille einen Cocktail getrunken. Du dachtest, ich bin glücklich, und der Serbe lächelte dich an, als hätte er sich soeben das Gleiche gesagt. Durch den köstlichen Alkoholnebel hindurch glitt ein langer, mit Malven bestreuter BMW in der lauen Nacht an dir vorüber, ägyptische Musik drang aus den offenen Fenstern, du hast den Fahrer angeblickt, der seinen Schnurrbart glattstrich, bevor er dir mit den Fingerspitzen freundschaftlich zuwinkte. Am nächsten Morgen habt ihr Tee mit eurem Führer getrunken, nachdem ihr derart alte Kirchen besucht hattet, dass einige von deren Bodenplatten noch immer den Fußabdruck Christi trugen. Und eine Nummer schieben, ist das möglich?, fragte Jean-Do den Syrer, der es nicht verstand. Jean-Do zog aus seiner Tasche ein Kondom, das er in einem Bündel Dollarscheine aufbewahrt hatte. Hier, verstehst du das? Also, ist es möglich? Du hattest Angst vor einem Skandal, aber euer Führer warf einen genervten Blick auf das Kondom, hob den Kopf bestätigend, sagte, ja, das ist möglich, nicht hier, aber es ist möglich. Ihr hattet für die Nacht Zimmer im *Sheraton* reserviert. Drei Mädchen begleiteten Euch in die Bar, wo ihr einer in duftige Tücher gehüllten bulgarischen Bauchtänzerin zuschautet, wie sie ihre Armreifen erklingen ließ, indem sie mit nacktem Fuße auf den Boden schlug. Im Zimmer hast du dir das Mobiliar schlechten Geschmacks angesehen, die schwülstigen Wandbespannungen, die bestickte Tagesdecke, und du hast gedacht, dass Bauerntölpel wie du sich so Luxus vorzustellen hätten, und du hast gedacht, nein, das ist es, was man Luxus nennt, und dann hast du gar nichts mehr gedacht, da das Mädchen sich auszuziehen begann und ihre Nacktheit deinen Geist trockenlegte. Ihr langes schwarzes Haar hat deine Wangen gestreichelt, sie flüsterte dir sanft etwas auf Arabisch ins Ohr, und du wusstest nicht, ob sie dich ermutigte oder verfluchte, aber das hatte keinerlei Bedeutung mehr, du wolltest, dass sie nicht aufhört, Worte auszusprechen, die du nicht verstandest, und dich in die Beißzange ihrer giftigen Schenkel einsperrt, die aus deinem Gedächtnis zu verjagen Magalis gesamter Inbrunst nicht gelingen sollte. Ihr seid noch einmal durch Damaskus spaziert, auf riesigen Plakaten hat euch Basil al-Assad hinter den rauchfarbenen Gläsern seiner Fliegerbrille vom Jenseits aus vorbeigehen sehen, und wenige Tage später seid ihr im Taxi nach Beirut aufgebrochen. Kurz vor der Grenze habt ihr angehalten und eine Kleinigkeit gegessen, und der Chauffeur hat sich allein an einen Tisch begeben, fernab von eurem. Du wusstest nicht, ob dies aus einer einsiedlerischen Laune heraus geschah, oder ob er in euch Männer erkannt hatte, die es nicht verdienten, dass man was auch immer mit ihnen teilte. Hoch oben auf einem schneebedeckten Pass habt ihr die Silhouetten syrischer Soldaten erblickt, die, eingemummt in ihre Parkas, in der Kälte rauchten. Ihr habt angehalten, um Visa zu bekommen und eure Dollars einzuwechseln, und ihr habt eine Straße genommen, die zum Meer hinabführte. Nach einer Weile hat der Taxichauffeur etwas in seiner Tasche gesucht und es dem Serben hingehalten, der neben ihm saß. Es war ein Foto, auf dem zwei kleine, lächelnde Kinder zu sehen waren, ein Junge und ein Mädchen. Der Serbe hat es euch gezeigt, bevor er es ihm zurückgab. *Your kids? Wlâdak?* Der Chauffeur hob lächelnd den Kopf. Er wiederholte, *my kids. Wlâdi.* Der Serbe hat seine Brieftasche herausgezogen und ihr seinerseits ein Foto entnommen, das er dem Chauffeur gab. Du hast dich über die Rückenlehne des Vordersitzes gebeugt, um es zu betrachten, und konntest gerade eine junge Frau erkennen und ein Kind, die der Serbe umgehend wieder in seiner Brieftasche verschwinden ließ, ohne sich um Jean-Do oder dich zu kümmern. Er hatte dir niemals von ihnen erzählt. Für dich war der Serbe so allein auf Welt, als wäre er aus den Tiefen der Erde heraus geboren worden. *Your kid?*, fragte der Chauffeur. Der Serbe nickte. Der Chauffeur stellte ihm eine ausführliche Frage auf Arabisch, und der Serbe bedeutete ihm, dass er es nicht verstand. Der Chauffeur suchte nach englischen Ausdrücken, dann zuckte er mit den Schultern und sie beide lachten. Häuserruinen mit von Kugeln zersiebten und von Mörsergranaten zerrissenen Mauern zogen am Stadtrand von Beirut hinter den Fensterscheiben vorbei und dein Herz fing wie bei dem Gedanken an eine geliebte Frau zu schlagen an, und du wusstest, dass dies das Glück war, Hallādschs lange Nacht des Erwartens am Kreuz seiner Apotheose, eine Rast zwischen zwei Zonen des Tumults, die ihren Sinn und ihren Wert nur hinsichtlich des kommenden Tumults erhielt, denn dort, am *checkpoint*, erspähte bereits eine Unbekannte eure Ankunft, um euch einzuladen zu ihrer Hochzeit aus Schutt und Asche, und du hast deine Chance ermessen, da du, glaube ich, dunkel errietest, dass sich etwas ereignen würde, das diese Tage unvergesslich werden lassen sollte, selbst wenn deine Erinnerungen den wirklichkeitsfremden Träumen eines Gespenstes gleichen.

Aber schau: Auch heute ist ein Tag der Rast. Dein alter Karabiner ist neben dir abgelegt, und du zerreibst zwischen deinen Händen ein wenig feuchte Erde des Olivenhains. Du hast das Recht erworben, deine Waschungen in dem zu tun, was unrein geblieben ist in den Augen der anderen Menschen. Denn du bist ein Krieger gewesen und ein Märtyrer einer Welt, die in Flammen stirbt, und du hast auf deinen Kopf die Sturzbäche an Hass und Verachtung herniedergerufen, die ihr Todeskampf noch immer auslöst, und das, was dir nicht gewaltsam genommen wurde, das hast du selbst weit von dir gewiesen, wie du auch eigensinnig dein eigen Herz weit von dir gewiesen hast, und du bist so weit in die kargen Wüsten vorgedrungen und hast dich so lange

Zeit trunken gemacht mit dem Drachen, dass du schließlich vollkommen fremd wurdest und von allem beraubt – und alles kann dir nun zurückgegeben werden. Eine Bleibe. Die Gelassenheit des Kampfes. Ein reines Herz. Wenn du nicht taub wärest gegen meine Stimme, so wüsstest du, dass du das Recht erworben hast, deinerseits zu verkünden, ich bin die Wahrheit, denn du weißt, dass es durch deine Augen hindurch geschieht, dass Gott seinen begierigen Blick auf die Welt wirft, und durch die unzähligen Augen der Insekten hindurch liegt Gott in den dunklen Pulsschlägen der Maden auf Lauer, im feuchten Leib der Tiere, wo er darauf wartet, sich noch einmal satt zu fressen an seiner Schöpfung, die er auf diese Weise vermehrt und erneuert bis ins Unendliche. Der Abend bricht an, und du hörst den Flügelschlag der Vögel im Schatten der vom kalten Wind bewegten Zweige. Wort des Herrn. Du wirfst das Holzstück, und der Hund hechtet ihm nach, mit hängender Zunge. Er bringt es zu dir zurück und knurrt mit wedelndem Schwanz, als du es ihm aus dem Maul nimmst. Du kniest dich zu ihm nieder und streichelst ihn, bis er ruhig ist. Er wirft sich auf seine Flanke und leckt dir die Hand, und der Kontakt mit seiner heißen Zunge erfüllt dich mit solcher Zärtlichkeit, dass alles einfach wird, du erhebst dich, während du ihm leise Worte der Freundschaft zusprichst, und du drückst den Lauf deines Karabiners gegen sein Ohr und schießt. Seine Pfoten spannen sich an und zittern krampfhaft. Du lädst den Karabiner so schnell du kannst nach und schießt ein zweites Mal. Als er sich gar nicht mehr bewegt, kniest du dich zu ihm hinunter und sprichst noch einmal zu ihm, während du ihn streichelst, deine Hände sind voll vom Blut der Waschung, und du entdeckst ihm, dass gewisse winzige Dinge nicht sterben und wie Ewigkeitsblöcke vergraben sind in der Flüchtigkeit der Welten, und dort, wo die Zeit nicht aufhört zu vergehen, sind vielleicht zwei oder drei Monate ins Land gezogen und haben inzwischen einen weiteren Frühling aufkommen lassen. Magali hat am Flughafen ein Auto gemietet und fährt Richtung Dorf. Die Bereichsleiterin hat eine Beförderung in einer wichtigeren Stadt erhalten, und man hat ihr deren Posten angeboten. Sie hat sich darüber gewundert, dass sie fähig war, weiterhin so effektiv zu arbeiten, wo sie doch nicht aufhörte, an dich zu denken, und es schien ihr, als könnte sie nicht länger das Gewicht ihrer Fragen ertragen ohne Antwort. Aber etwas Blindes drückt sich durch sie hindurch aus, das sich nicht von ihrem Leid und ihrer Verzweiflung heimsuchen lässt und ihr die Kraft verleiht, sich allmorgendlich der Aufgabe zu stellen, die ihr anvertraut wurde. Mehrmals war sie versucht, dich anzurufen. Sie hat es nie getan. Sie wollte dir gegenüber nicht die Rolle spielen, die Nicolas Rummelhart bei ihr so lange einnahm, bevor sie sich entschlossen hatte, auf seine Anrufe zu antworten. Einige Wochen später ist sie zu ihm gegangen. Sie hat das Wochenende mit ihm verbracht. Alles war einfach, und am folgenden Wochenende war er es, der zu ihr kam. Sie wachte mitten in der Nacht auf und hörte seinen Atem ohne wieder einschlafen zu können. Sie fühlte sich beschützt, im Frieden mit sich selbst, und zur gleichen Zeit beweinte in einer geheimen Falte ihrer Seele die ländliche Göttin, die sie einst durch dich hindurch war, ihre verwahrloste Herrlichkeit. Sie nahm einige Tage Urlaub und sagte Nicolas, sie hätte seit Langem schon vorgehabt, diese mit ihrem Vater zu verbringen. Aber sie ist allein auf der Straße, die zum Dorf führt, und sie riecht durch das offene Fenster die Düfte, die der Wind mit sich bringt. Sie war immer nur im Sommer hergekommen und kannte nichts anderes als die Gewalt seines blendenden Lichts. Die frische und klare Frühlingsluft weckt in ihr die Sehnsüchte nach ausgelassener Freude. Sie hat keine Angst, dir direkt zu begegnen. Sie hat sich vom Gefühl des Grolls befreit und träumt davon, dass sie auf dich zugeht wie eine Schwester, deren wohlwollendes Lächeln du wiedererkennst, und von der du weißt, dass du dich ihr anvertrauen kannst, ohne befürchten zu müssen, dass sie von deiner Grausamkeit verletzt werden könnte. Denn sie wird alles verstehen, und sie wird dir vergeben, und gut möglich, dass du das Bedürfnis empfinden wirst, wiederum ihre Hand zu nehmen, um dir noch einmal ihre Zartheit einzuprägen, bevor sie dich ziehen lassen wird. Sie hat ihre Mutter nicht um die Schlüssel des Hauses bitten wollen, da sie vermeiden wollte, einen Grund dafür erfinden zu müssen, und einmal angekommen im Dorf, geht sie zum Nachbarn, um sie zu besorgen. Er fragt sie, wie es ihr gehe, was aus ihr geworden sei, jetzt, da sie eine Frau sei, er möchte ihr einen Kaffee anbieten und Kekse, sie sagt, dass sie in Eile sei, und wiederkommen würde, ihn zu besuchen, aber er hält sich an ihrem Arm fest und hört gar nicht auf sie zu küssen, und sie muss doch zumindest ein paar Schluck aufgewärmten Kaffee trinken, bevor sie sich von ihm lossagt. Sobald sie durch die Tür des Hauses geschritten ist, schlägt ihr ein muffiger und schimmliger Geruch in die Nase. Sie stellt ihre Tasche ab und öffnet die Fenster und Läden. Das Wohnzimmer erscheint ihr winzig. Die Mauern sind rissig, überall sind Spinnweben und auf dem staubigen Boden sind die vertrockneten Kadaver kleiner goldener Skorpione. Sie fühlt, wie sie wieder traurig und verletzlich wird. Sie blickt sich um. Das Haus ist dasselbe wie in ihren Erinnerungen, aber etwas Ungreifbares ist zerbrochen, und jeder Gegenstand, den sie wiedererkennt, ist matt, krumm, beschädigt. Sie denkt an ihre letzten Ferien als Studentin zurück, ans Ausschlafen, an die Unordnung, an den Atem des Lebens, sie sieht ihre Kindheit wieder, sie hört aus der Tiefe ihres Bettes, kurz bevor sie einschläft, das beruhigende Gespräch ihrer Eltern, die auf der Terrasse frische Luft schnappen, sie riecht den Geruch der Laken, aber alles ist verschwunden, und sie erinnert sich, was du über die Häuser gesagt hast, die Gräber sind. Ihre Mutter hat dieses Dorf niemals geliebt, sie wollte niemals zugeben, dass es das Ihre war. Ohne die Beharrlichkeit von Magalis Vater wäre sie niemals zurückgekehrt, um hier ihre Ferien zu verbringen. Er versuchte, Wurzeln für sich zu finden, sie aber hatte ihm dazu keine Möglichkeit gelassen. Nach der Scheidung hatte sie es kategorisch abgelehnt, dass er weiterhin das Haus benutzte. Sie zog es vor, dass es völlig der Verwahrlosung überlassen ist. Mag sein, denkt Magali, dass meine Mutter diejenige ist, die recht hat. Mag sein, dass man das, was stirbt, sterben lassen muss, indem man den Blick abwendet.

Sie geht hinaus und rennt beinahe bis zu dir nach Hause. Es ist deine Mutter, die ihr öffnet. Magali erklärt, wer sie ist, und deine Mutter sagt Ja, die Tochter des Russen. Ist Ihr Sohn hier? Deine Mutter senkt den Kopf und geht zurück ins Haus, ohne etwas zu sagen, Magali steht aufrecht auf der Schwelle, sie linst ins dunkle Innere des Hauses, und dein Vater erscheint. Mein Sohn ist tot. Er starb vor drei Monaten. Er schließt die Augen. Magali schaut ihn zunächst an, ohne etwas zu sagen. Ihr Bauch schmerzt. Wie ist das möglich? Wie ist er gestorben? Dein Vater begleitet sie nach draußen und schließt die Tür hinter sich. Lass uns etwas gehen, wenn du magst. Magali nickt und folgt ihm in die Gasse. Er atmet schwer und spricht nicht. Nach einer Weile setzt er sich auf ein Mäuerchen und bedeutet Magali, sich zu ihm zu setzen. Er nimmt sie am Arm und sagt ihr, du habest die Angewohnheit gehabt, allabendlich mit diesem Hund, den du Gott weiß wo gefunden habest und der dir überallhin gefolgt sei, in den Olivenhain zu gehen, du seiest jagen gegangen, nur dass du nicht gejagt habest, du habest nie etwas nach Hause gebracht, und seist doch jeden Abend zurückgekehrt und eines Abends seist du nicht zurückgekehrt. Zunächst hätten sie sich keine Sorgen gemacht, weil du ihnen nie gesagt habest, was du gemacht hast, sie hätten dich vergeblich gebeten, dich dahingehend zu bemühen, du habest ihnen niemals etwas gesagt, also hätten sie auf dich gewartet, und es sei zu spät geworden, um loszugehen und sich auf die Suche nach dir zu begeben, sie hätten nicht geschlafen, und sobald die Sonne aufgegangen sei, sei er in den Olivenhain gegangen und habe dich gefunden, du seist tot gewesen, der Hund sei ebenfalls tot gewesen, und du habest den Lauf deines Karabiners zwischen deinen Zähnen eingeklemmt gehabt, und deine Hände seien voller Blut gewesen, und er habe ganz allein inmitten des Olivenhains aufgeheult vor Schmerz, und jetzt greift er nach Magalis Hand und beginnt auf sie zu weinen, er schnieft geräuschvoll, er wischt sich die Augen und findet seinen Atem wieder, bis die Tränen schließlich schweigen. Verzeih mir, sagt er ruhig. Ich hätte dir das nicht erzählen sollen. Magali sagt ihm, dass es schon gut sei, dass sie es habe wissen wollen. Sie werde zurück zu sich nach Hause gehen und ihn in Ruhe lassen, aber er möchte noch über dich sprechen, er sagt, dass du nicht unglücklich gewirkt hast, weniger unglücklich auf jeden Fall als zuvor, als du nicht habest fortgehen können, er sagt, dass deine Mutter nicht gewollt hat, dass du gehst, dass sie sich sicher gewesen ist, dass man dir weh tun würde, und sie seien so erleichtert gewesen, dich zurückkehren zu sehen, sie seien traurig gewesen wegen des armen Jean-Do, doch deinetwegen so erleichtert, aber deine Mutter habe dennoch recht gehabt, man habe dir weh getan, sehr weh, und sie hätten es weder verhindern noch wahrnehmen können, und heute, wenn Jean-Dos Vater sie ansehe, seien sie sich sicher, dass er glücklich darüber ist, dass auch sie ihren Sohn verloren haben. Ich werde nach Hause gehen, sagt Magali. Richten Sie Ihrer Frau mein Beileid aus. Er sagt Ja. Sie neigt sich vor, um ihn zu küssen, und er stößt einen weiteren Seufzer aus. Sie entfernt sich und kehrt dann noch einmal zu ihm zurück. Hat er etwas hinterlassen? Einige Zeilen? Dein Vater schüttelt den Kopf. Nichts. Magali geht wieder. Sie schämt sich, diese Frage gestellt zu haben, denn einen Moment lang hat sie gehofft, dass sie es gewesen wäre, für die du ein paar Zeilen hättest hinterlassen haben können. Sie geht zurück nach Hause. Der muffige Geruch ist noch immer spürbar, obwohl die Fenster weit offen stehen. Sie setzt sich in einen zerfallenen Sessel. Sie führt ihre Hände an ihr Gesicht. Sie hebt ihre Tasche auf, schließt die Läden und die Fenster und geht. Sie wirft die Schlüssel in den Briefkasten des Nachbarn. Sie hat nicht den Mut, ihm Auf Wiedersehen zu sagen. Sie steigt wieder in ihr Auto und fährt zurück zum Flughafen. Gute zwanzig Kilometer später hält sie am Meer. Sie steigt aus, um die salzige Luft zu atmen. Sie möchte weinen, kann es aber nicht. Sie ist leer und trocken. Sie denkt an die letzte Nacht zurück, die sie mit dir verbracht hat, und sie versucht zu erinnern, was du zu ihr im Fieber gesagt hast. Doch sie spürt nichts als die verzweifelte Umklammerung deiner glühenden Hand und sie hört dich ununterbrochen die nämlichen Fragen stellen, wie nur würde er es tun?, wie nur könnte er es tun?, wie nur würde er uns seine Liebe bekunden?, und nichts anderes, sie kann noch so sehr die Augen schließen und sich mit all ihrem Wesen anspannen, damit ihr diese Nacht zurückgegeben wird, und sei es nur der Raum einer einzigen Sekunde, sie hört doch nichts anderes. Und sie hätte dich gern noch fester an sich gedrückt, damit du geheilt wärest, sie hätte dir so gerne anvertraut, was ihr so schwer gefallen war zu lernen. So heftig wir die Welt auch verurteilen, so sind wir doch immer nur ein Teil von ihr, und dies muss akzeptiert werden, denn außerhalb der Welt, da ist nichts, keine Ruhe, keine Güte, kein Ausweg, und man kann dieser Welt nicht entfliehen. Aber sie hat nur vermocht, in deiner Nähe zu bleiben, mit ihren vergeblichen Zärtlichkeiten, mit dem überflüssigen Versprechen ihrer Liebe, und es wird euch keine zweite Chance gegeben werden. Denn in der Nacht deines Fiebers bist du zurückgebracht worden ans äußerste Ende der Wüsten, dorthin, wo deine Augen sich erneut öffnen über die Fülle blutenden Fleisches, die der heftige Atem Gottes verstreut hat. Seine Hand fuhr nieder zu dir und hat dich kaum berührt, aber du bist für immer gebrochen, und um dich herum ruhen jene, die zu umarmen er auserwählt hat. Deine Augen sind offen, du siehst Dinge, die keine Gliedmaßen mehr sind und keine Gesichter, du versuchst den Namen deines Freundes zu rufen, ohne dass auch nur der geringste Laut aus deinem Mund dringt, du zitterst vor Schreck und Fieber, und du drückst Magalis Hand, ohne dich aus deiner Vision reißen zu können, du sagst zu ihr, bleib bei mir, aber du bist weit von ihr fortgetragen, dorthin, wohin sie dir niemals wird folgen können, Fliegen surren in den verschleierten Sonnenstrahlen, du kannst die Augen nicht schließen, aus den elenden Tiefen deiner Menschenseele fühlst du jäh ein unendliches Mitleid für die Machtfülle Gottes und seine Liebe ohne Sprache, ohne Zartgefühl noch Gnade, und du fragst ununterbrochen, wie nur würde er es tun?, wie nur könnte er es tun?, und du siehst, was inzwischen dem verheerenden Untergang einer bestialischen Nacht gleicht, du schläfst für einen Augenblick ein, du wachst auf, während du nach Magalis Hand suchst, die die deine nicht losgelassen hat, und du bist zurückgeschickt in den Staub und ins Blut, aber alles ist verändert und du siehst vor dir nichts anderes mehr als den uranfänglichen Lehm, aus dem Gott die Vielzahl der Wesen gestaltet und der Welten, die er aus dem Nichts zieht und endlos zurücksendet ins Nichts, du hörst die Stimme des Märtyrers, der die Liebe Gottes kannte und der da fleht, töte mich!, und du verstehst sein Gebet und du hörst auf, Angst zu haben, denn niemand wird verschont sein. In der Dunkelheit suchst du nach Magalis Blick, du berührst ihre Lippen und du murmelst, wie nur könnte er es tun?, wenn er uns schonte, wie nur würde er es tun?

Wie nur würde er uns seine Liebe bekunden?

secession

secession